U0051732

謹以此書獻給所有在尋找情緒智慧和自我療癒的人，

以及早在子宮裡就展開各自巴哈花精旅程的我深愛

的女兒們和孫子們。

英國巴哈醫生的38種花精療癒

聆聽內心的原聲，
啟動與生俱來的情緒智慧

琳・麥蘊妮（Lynn Macwhinnie）

Emotional Wisdom with Bach Flower Remedies

「只要我們的靈魂和人格是和諧的，

那麼我們將會是喜悅與平靜，幸福與健康的。」

——愛德華 · 巴哈醫生《療癒自己》1931 年

前言

我和琳 · 麥蘊妮的初次見面是在 1996 年。那時我在巴哈中心剛開始工作不過幾個星期，對於巴哈花精教育工作仍然是個新手，而琳在這個領域裡已能駕輕就熟。當時的我非常幸運地能夠憑藉琳在這方面的經驗和智慧；事實上，直至今日，我仍然依賴她。隨著巴哈中心訓練課程的擴展，琳的貢獻、建議和努力在許多時候都證明是至關重要的。

巴哈導師這份工作把她帶到歐洲、北美洲、中東、澳大利亞、新西蘭和亞洲這些地方，使上千人因為她的教誨而深受啟發。其中也不乏一些繼續接受專業訓練成為巴哈花精諮詢師或老師的人。但琳如此適宜當巴哈醫生研究成果的大使，不僅僅是因為她經驗之深廣，也是因為她身體力行。她由衷地相信巴哈花精，並應用在生活上，正如她在此書中所寫：「我們必須先在我們的身上下功夫。」

書如其人，所以此書簡單易懂，能為你提供協助，也極具實用價值。不必擔心，你在這裡是得到妥善照顧的。

史代方 · 波爾 董事　巴哈中心

Contents

引言

薄薄的這本小書，將透過簡單的巴哈療癒系統的 38 種花精，引導你發掘你內心的情緒智慧。我希望你也會像其他眾多的人一樣，受到花精的啟發，並且把這本書當作你私人的寶庫，在裡頭寫下珍貴的筆記和記錄所得到的領悟。

你是否經常希望自己的人生體驗可以更加健康、快樂？你是否曾暗自覺得你對某些情況的反應危害了自己（以及他人），卻又認為自己是不可能改變的？

不幸的是，我們極其容易受困於自己以及他人的負面情緒。我們的思緒和情緒也必定牽連其中，脫離不了關係。世間萬物都息息相關，沒有任何事物是獨立存在的。焦慮感、身體欠佳、不健康的人際關係反覆在我們的人生中出現，如此一來，經常感覺身心不適也就不足為奇了。從我們的情緒中可以窺見我們的思緒、態度、想法和行為，而我們的個性也是透過情緒表現出來。情緒決定了我們的性格，而性格會隨著我們如何體驗人生，以及人生如何對待我們而改變。情緒，打從我們在母親的子宮裡，就一直伴隨著我們，與我們進入這個世界，經歷人生，直至離開為止。可是我們卻經常忽略情緒對我們的健康和人生所造成的影響。

大約一個世紀前，發明花精的愛德華 ・ 巴哈醫生曾說：「現代醫科失敗的主要原因在於它是在治療結果，而不是在治療病因。」醫學界直到近期才認同情緒對人體所造成的直接效果和長遠影響，舉個簡單的例子就好比由壓力所導致的生理疾病。

愛德華 ・ 巴哈醫生是一名先後取得醫學士、外科醫學士、皇家學院外科醫師會員、皇家學院內科醫師和公共衛生學位的倫敦外科醫生、細菌學家和順勢療法醫師。他所研製的順勢療法疫苗成功地為從第一次世界大戰中歸來的戰士治療。在研究疾病的本質時，他得到了以下的結論：一個人的情緒和性格與他的康復有非常大的關係。他注意到若兩個病人患有同樣的症狀，例如摔斷了腿，他們的恢復會因各自不同的心理和情感傾向而有所差異。他自身的研究，以及治療受傷軍人所得到的良好效果，激勵他尋找一種無毒、隨處可得的藥物。

結果巴哈醫生在 1930 年決定辭去位於哈利街的高利潤醫療工作，選擇到大自然中尋找一個簡單、柔和的自助療癒系統。在助理諾拉 · 薇克（Nora Weeks）的伴隨下，他踏遍英格蘭和威爾士的鄉村地區尋找花朵，並最終在位於牛津郡，布來維康索維(Brightwell-cum-Sotwell)的弗農山（Mount Vernon）定居下來。一直到 1935 年，也是他去世的一年前，他完成了 38 種花精的研究，故花精以他的名字來命名。

自此，巴哈醫生簡單的療癒系統已經獲得全球多個國家數十萬人的廣泛使用，療效顯著。幾乎沒有一個人、動物或情況沒有因為巴哈花精而獲益。

隨著花精在我們的身上奏效，它能讓我們漸漸地察覺與意識到自己體內細微能量的轉移，隨之找回我們與生俱來的情緒智慧，並且結合這些體會，從而仔細聆聽內心的那一道聲音。

因為親眼目睹了花精在自己、家人、朋友、同事和客戶身上所表現的平和治療效果，我對花精的療效是堅信不疑的。由始至終，我認為花精是整體醫療保健中所欠缺的那一環節。

我希望更多的人能發覺巴哈花精之奧妙，並親身體會這個完整、經得起時間考驗的療癒系統能如何開啟他們生命中那一扇療癒的門。

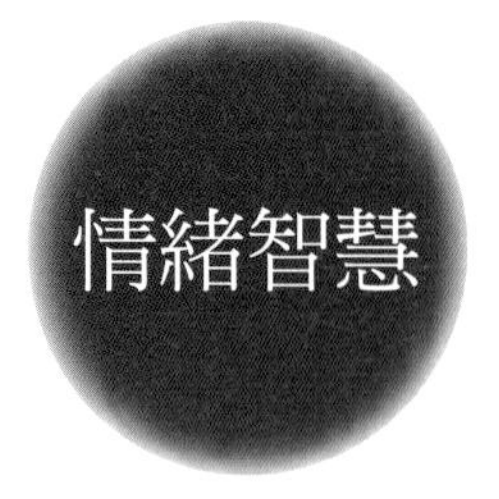

多年來，每當我問客戶、學生和會議代表「什麼會使你的靈魂翩翩起舞」這個問題時，回應我的往往是一聲歎息。這樣的反應就好像靈魂在聽到我的問題後，終於感覺到自己的存在獲得了肯定。我們急需覺醒，去聆聽內心的那一道聲音。可是我們卻處於亂世之中。

儘管世上眾多的精神教誨都隨手可得，但世界仍然戰亂不休、社會持續動盪不安、各地也不斷遭到破壞，都是因為受到權力鬥爭、貪念、憤怒、敵意、擔憂和恐懼的心理所驅使。這些極具殺傷力的情緒從千百年以來就困擾著人類，已非新鮮事。

可悲的是，媒體所報導的世界大事，在某個程度上也反映在每人的私生活和工作裡。我們是人類的一個縮影。大家憤怒、煩躁、妒忌、失望、傷痛、失落、絕望和恐懼的心情組成我們社會的共同情緒；相反地，社會的共同情緒也在潛移默化的情況下影響著我們。每個人都是問題的一部分，因此問題的解決也必然關係到我們。

倘若巴哈花精在療癒世界的過程中扮演更重要的角色，能夠安撫眾多的心靈，世界將會變得怎麼樣？如果我們各自根據自己的步伐，從愛心、慈悲、情緒智慧的角度出發，發覺如何與他人溝通，那又會是個怎樣的情景？

學習的不同層面

維基百科形容「智慧」是「對人、事物、事件、情況的深刻理解，以及在瞭解什麼是最佳處理方式的基礎上，願意和有能力去觀察、判斷和行動。」根據古代的哲學家，智慧、正義、節制和勇氣合稱四大美德，皆需情緒上的控制。情緒在當時也被稱為「激情」。

這些激動的情感被形容為「人所具有的直覺、情感、原始的衝動（例如：性欲、憤怒、暴力和妒忌），我們必須去控制、疏導、昇華，才能擁有智慧。」這聽起來或許像是一場激烈的戰鬥；相對而言，使用巴哈花精時雖然需要你的全神投入，卻是個相當平和的過程。

除了智慧之外，也有「多元智慧」的概念，其中包含了情緒、心靈、認知、道德、軀體、人際。事實上，在完全發揮潛能之前，我們是在這些不同層面上不斷努力的。

我們的感受和想法透過情緒，時時刻刻直接作用於我們的身體上。我們是否可以透過我們的感官培養一種情緒智慧，而它的本質具有增效與集合的作用，促使我們充分地發揮潛能，從而為改善人性做出一份貢獻？這是可能的。

新的神經通道

神經科學的研究發現腦神經元的神經通道具有可塑性，因此要建立起新的神經通道是可能的。但人是習慣的奴隸。我們許多的日常活動都已經成為慣性，可以在不假思索的情況下完成。或許我們過於疲憊，或許因為懶惰而不再探索，緊抓著熟悉感不放，不願嘗試新事物。其實我們目前的神經通道是經過多年的強化固定而成的。

我們不自覺地成為這些舊習的奴隸，並認為自己註定如此。因為視角固定不移，人生觀也逐漸變得根深蒂固。實際上，看法不只一個，做法也不只一種，我們的思想感情也可以是各色各樣的。

當然，我們難免會產生「如果別人能改變，我的生活將會是完美的」想法。事實是，我們必須先從自己開始，願意嘗試讓巴哈花精這個簡單和溫和的自助療癒系統成為我們個人發展的定制資源。正如巴哈醫生所形容，當我們服用花精時，「是在讓花朵的美德湧入我們的個性」。願我們能在這條自我發現的旅途中，將這如詩如畫般的描述牢記心中。這是一趟值得我們為之啟航的旅程。

一趟旅程

「我們正踏上人生的旅程」這句話或許聽起來相當俗套，但還有什麼能比這更好地形容人生探索、學習和成長的過程呢？這樣的比喻讓我受用不盡，縱然處境多麼艱難。我終於明白，無論去到何處，我們都與自己形影不離，這按照字面和喻義來理解都可。人生的旅途慢慢從以自我為中心，進而演變成以靈魂為主，最終達到充分發揮我們天生潛能的目的地。每個人對智慧的聆聽、學習和實踐的步伐與層次都是獨一無二的。

有些人認為使用巴哈花精的人是在尋找一條快捷、不費吹灰之力就能看到效果的捷徑，以便他們能快速地步上自己的心靈之旅。這是完全不正確的。巴哈花精提供的是支援，不是捷徑。雖然大家都有深刻的洞察力，但若不花費心思去培養，它是會從我們眼前消失的。更何況，我們還需要尋找出導致我們受困於負面思緒和情緒之中的深層原因，為自己所編織的自欺欺人的故事解碼。

巴哈醫生在《療癒自己》中寫道：「不該害怕投入於生命之中，因為我們來到這裡是為了累積人生經驗和增長知識。若不願去面對現實，不願竭盡所能地去探索，學習到的也是少之又少的……我們必須聆聽自己靈魂的指示，懇切地學習發展自己的個體性。」

沉重的包袱

在學習聽從內心那一道聲音的過程中，現實生活仍然有眾多的瑣碎事務需要我們去面對與處理，而我們也時不時會被難倒。若能調整心態，視所有的經歷為學習的機會，日子或許會好過一些。無論情況有多糟，我們必然能從中發掘出真理。當然，身為過來人，在經歷類似情況後，我也知道要在艱巨的環境中看到曙光近乎是不可能的事。

沒有巴哈花精的協助，後見之明總感覺姍姍來遲。自我發現的道路雖然充滿挑戰，但也不乏機會。可惜的是，這兩者並不總是等量的。大家都有各自的人生經歷，必須自己去解讀，從中吸取經驗，才能為人生編織出絢麗的圖案。

人生總是狀況連連。較小的事件可引起我們煩躁、氣憤、失望、擔憂、不耐煩等負面情緒。我們可以是在焦慮地等待體格檢查報告的出爐，又或許是在失去工作後，不知如何支付帳單而徹夜輾轉難眠。至於其他較大的事件，如離婚、交通意外、自然災害、喪失親人、慢性疾病等，都可以對我們的人生造成更深遠的影響。這時產生的任何恐懼、絕望、無助、失落和害怕的心情將會在心中扎根，成為我們內心的一部分。而有些時候，也會猶如扛著全世界的壓力似的，感覺異常沉重。

每個人處理經歷的方式和速度都不同。在面對起起落落的人生時，我們的身心靈都不斷地在暗示我們，向我們指引正確的方向。只可惜我們卻視而不見，聽而不聞。有了情緒智慧，就會發現我們的靈魂正在幫助我們聆聽內心的那一道聲音，並且向它學習。直到我們準備好覺醒為止，否則我們就會一直背負著許多沉重的情緒包袱。

覺醒

巴哈醫生多年前發現人的身體健康是受自己的情緒所影響，而目前醫學也已認同這個說法。我們時時刻刻以各種方式危害著自己的身心健康，儘管大多是在不自覺的情況下發生的。日積月累的後果是，在終於放假時疾病就來襲；或者會遇到一場小意外，使自己臥病在床。這就好像靈魂迫不及待地想要讓我們有時間與自己重新聯繫起來，而非常時期就必須採取非常措施。長達數週，甚至數月，我們或許會對一些因忽視情緒而出現的症狀置之度外，例如頭痛、腰痛、牙痛、在家中發生意外事故、開車時險些釀成車禍等。我們已經習以為常地不去理會這些跡象，直到發生一起足以引起我們高度重視的事件，才會驚醒過來，深刻地體會到自己的人生急需改變。但隨之我們又很快地把一切淡忘，直到下一起事件的發生。惡性循環如此周而復始……

巴哈醫生的觀點是「每個靈魂輪回轉世，投胎成人的目的在於累積人生經驗和智慧，以及達到靈魂所定下的完美個性的目標。」當我們由衷地感覺到更多正面的情緒時，人生就會看似更美好、更順心，隨著我們的改變也會出現相應的機會。

在這趟旅程中，應慢步前行。因為所做出的任何改變，都將影響我們的人際關係，而這對一些人來說，是非常大的風險。我們是否會茁壯成長，充分發揮潛能而得到情緒智慧的增長；還是為了保持可能是不健康的現狀而受困其中？

敞開心懷，接受改變

每當我們說必須做出改變時，大家都知道這是說得容易，做起來難。我們可以執著於自己的處事方式，就如同親朋戚友執著於我們在某些情況下所該有的行為表現。這樣的要求當然是雙向的，因為我們對他們也有自己的期望。如此的交流互動可以持續數年。

某些情緒反覆出現，無形中便會建立起一個固定的性格和個性，而他人對我們的描述就像一面鏡子，讓我們看清楚自己。我們的至親或許會說我們感情過於激烈、易怒、焦慮或野蠻霸道；同事卻可能覺得我們愉快、勇敢、有愛心、善良、細心和慷慨，所看到的完全不同。

他人的描述，也許部分準確，也許全都說中了，但一切未必能如此黑白分明。這反而說明了我們從一個狀態轉換成另一個狀態是如此地容易，而我們卻不知道或不自覺需要改變些什麼才能達到平衡的狀態，以及得到情緒智慧。當我們的情緒在正面與負面來回搖擺時，這將會削弱我們身體、精神、情感和心靈方面的健康。

我們經常會將自己的身心不適和負面情緒歸咎於他人。對方或許促成了這些煩惱的產生，但是如何去應對隨之而來的排山倒海的情緒，這個決定則是在於我們。

抉擇

每個情緒都是人生道路上的一條分岔路，是我們在有或無意識的情況下做出的選擇。比如說，我們傾向於選擇憤怒，還是恐懼；或者我們會挑選喜悅和勇氣？最終會選擇憤怒、恐懼並不讓人感到意外，因為我們自限性的想法長時間下來已經把我們訓練得能自然而然地出現這樣的條件反射。改變習慣需要我們提高自我意識，但這經常被忽視，導致我們不斷地陷入負面情緒的惡性循環之中。

追根究柢，我們已經非常執著於我們所認識的自己和一貫的行為。實際上，這正表示我們不願付出任何的努力來改變自己。

我們會對自己說「我就是這個樣子」，彷彿這是個不爭的事實，而我們沒有能力去改變。事實恰恰相反，改變是可能的。關鍵在於我們必須做出這個抉擇，並且願意努力發掘這情緒智慧。

若要糾正自己根深蒂固的想法，就必須願意接受隨之而來的挑戰。這樣一來，我們就比較能夠轉化自己的行為與態度。我們是蒙騙不了自己的。通往情緒智慧的道路並不是個簡單的問卷，勾出幾個選項就可；而是個需要你坦誠地自我反省的艱難，甚至是全新的任務。過程中，強烈的情感或許會湧現，但是所得到的領悟也會是非常深刻的。

花精的療癒功能是針對現階段的我們。潛伏於最上層的情緒就是我們最先著手之處。花精慢慢地奏效，然後情緒一層一層地剝落，透露出任何隱藏之下的負面情緒。這些情緒則可能需要另服其他相對應的花精。

結合使用

巴哈花精能加速兩種不同事物的相互結合，其性質溫和，能全面地調和我們的心靈、身體、精神和情感。花精可以單獨使用；可以與常規醫學或補充療法結合使用；也可以作為這兩者之間的橋樑。

若需要醫學方面的專業意見，也請務必向執業醫師和醫療顧問諮詢。但若有人需要進行髖關節置換手術，花精在手術前後將能提供最佳的情緒上的支援；又或者在進行心理治療時回顧過去的人生經歷，花精能協助我們應付這個過程。目前醫學界和補充治療醫師已越加願意綜合花精的使用來輔助病人的療癒過程。

使用花精之時，我們將能夠瞭解自己，從而接納真我。擁有更透徹的認識和理解後，情緒智慧才會從內心顯露，人生的種種可能也就會在眼前展現。這意味著當我們恢復了與生俱來的正面特性時，我們對人生的體會和人生所能給予我們的都會出現變化。

始終會有一種花精能幫助你找到內心的答案。即便自尊心抗拒改變，但我們的靈魂卻是渴望愛情、喜悅和平靜的。兩者之間必須取得平衡。一旦獲得了情緒智慧，我們和他人的生活會更快樂、更健康。巴哈花精能在你最意想不到的情況下協助到你。

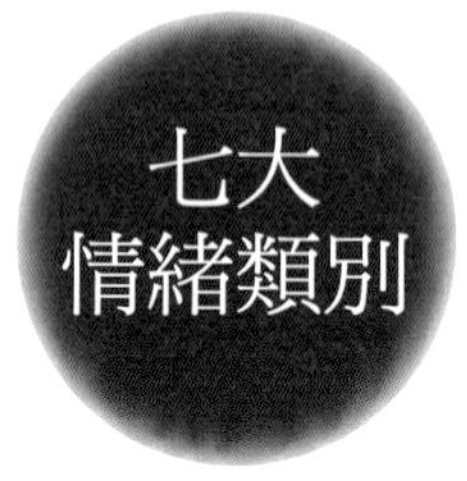

對於如何使用巴哈花精這個簡單的療癒系統，巴哈醫生的指示非常清楚：「治療患病的人，而不是治療病症。」換言之，我們的注意力應該集中在人格、思緒和情緒上，以便能夠挑選出相對應的花精。他將 38 種花精根據 7 種不同的情緒來分類，並且分別為每個花精說明人們之所以做出某些行為表現的真正心理。

在七大情緒類別之中，每個花精都有各自的特性。從第 26 頁開始的 7 個表格根據情緒類別將花精一一列出，也在旁附上相對應的情緒。這些情緒的描述只不過是花精的一個簡單概括，實際上花精還有許多微妙的部分，無法盡述。

一般而言，一種情緒會有不只一種適宜使用的花精。所挑選的花精就要看隱藏於情緒背後真正的動機。例如：憤怒可源自於妒忌心理、低容忍度、委屈感或控制欲等等。

關鍵在於找出導致我們做出某些反應和行為表現的情緒。一旦花精開始奏效，我們就會越加能夠窺見自己內心深處的情緒，因而獲得新的資料來改善自己。

位於左欄表格的文字描述或許有些嚴厲，但我們在生活的不同階段中都可能會出現這些情緒。閱讀時，若你覺得「這根本就是在形容我」，就應該多加留意這些思緒。在選擇跟你現狀有共鳴的情緒和花精時，也請別批判自己，因為這只不過是你人生中的一個小插曲。

表格右欄裡的文字形容花精所體現的正面特性。即便你目前看似不具有這些特性，但它們都是大家天生具備的，只不過隱藏在內心深處，待你去發掘。

沮喪・絕望

強烈的自我厭惡	野生酸蘋果	自我接納
窮於應對	榆樹	應對自如
缺乏信心	落葉松	不斷嘗試的信心
鞠躬盡瘁，死而後已	橡樹	良好的判斷能力， 自我關愛
自責	松樹	滿足，愉悅
創傷，哀悼	聖星百合★	療癒舊傷
悲痛欲絕，絕望	甜栗子	平靜，對未來充滿信心
自憐自哀，耿耿於懷	柳樹	心胸寬闊，不記前仇

害怕・恐懼

莫名的恐懼	白楊	內心平靜
畏懼失控	櫻桃李★	冷靜，理性思維
恐懼，害羞	龍頭花	有勇氣
為親人擔憂	紅栗子	心情輕鬆，正面的情緒
驚恐，恐慌	岩薔薇★	臨危不亂，冷靜行事

不在當下，對現況缺乏興趣

做白日夢，幻想	鐵線蓮★	體現創意
重蹈覆轍	栗子芽	引以為鑒
鄉愁，活在過去	忍冬	展望未來，向前邁進
疲憊不堪	橄欖	恢復精力
不明緣由的愁緒	芥末	內心平穩，愉悅
連綿不絕的思緒	白栗子	正面思考，思維清晰
麻木，認命	野玫瑰	積極生活

孤獨．寂寞

滔滔不絕，談話內容只圍繞著自己	石楠	好的傾聽者，有愛心
沒耐心，煩躁易怒	鳳仙花★	耐心，冷靜
孤立	水堇	平易近人，智者

過度牽掛別人的安康

容忍度低，事事不滿，處處挑剔	山毛櫸	容忍度高，仁慈
操控他人，佔有欲強	菊苣	有愛心，慷慨
自我壓抑，完美主義者	巖泉水	能靈活變通，接受度高
過度熱心，自以為是	馬鞭草	開明，具啟發性
控制、強制他人	葡萄藤	英明的領導

易受外界影響・易受他人左右

用幽默來掩飾內心的混亂	龍芽草	平靜的心靈
無法拒絕他人	矢車菊	堅持己見，自我尊重
惡意刺激對方，憤怒，妒忌	冬青	無條件的愛
抗拒變化	胡桃	保護自己不受外在因素干擾，恆常

猶豫・不確定・茫然

自我懷疑	紫金蓮	相信自己
遇到挫折後感覺氣餒	龍膽	對人生充滿信心
絕望與無助	金雀花	重拾信心和希望
拖延症	鵝耳櫪	充滿活力，隨性
優柔寡斷	線球草	堅定，果斷
煩躁不安	野燕麥	目標明確

★應急配方中所使用的花精皆以星號標明，其說明則位於 38 種花精的詳細描述之後。

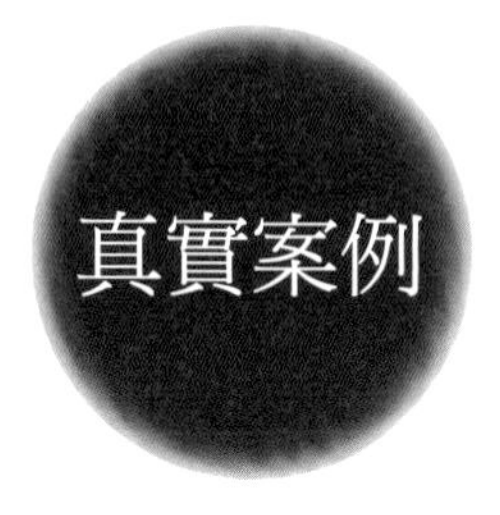

真實案例

為了讓你瞭解挑選花精之簡易，以下為七個情緒類別各舉一個成功案例，並僅以類別中的其中兩個花精為例來加以解釋說明。案例中的名字和情境已經過處理，以保護當事人的隱私。

沮喪・絕望

路易絲的丈夫是一名自雇投資顧問。一次錯誤的投資使他們所有的積蓄化為烏有，另一方面，他的客源也枯竭了。為了養家糊口，路易絲只好到超市當一名收銀員。由於無法再享有以往的舒適生活，她因此耿耿於懷，再加上必須穿上讓她感覺又醜又肥的公司制服，使她的怨恨感加劇。針對她的不滿與自我厭惡，路易絲分別服用柳樹和野生酸蘋果。

害怕・恐懼

傑克年幼時是透過卓越的運動表現來克服害羞的性格；如今已成年的他，雖然事業已經逐步起飛，但他卻越加容易感到緊張。在人群面前說話時，他經常會羞紅了臉。若必須站起來演講，結巴的情況則會更加嚴重。他即將為公司商談一宗重要的交易，為此他不斷做噩夢，也頻頻出現驚慌感。龍頭花可以讓他感覺更勇敢，岩薔薇則可減少他的噩夢和恐慌感。

不在當下，對現況缺乏興趣

13 歲的卡爾跟隨家人從鄉村地區移居到工業城市後，相當想念他的好友，以及收錄了他許多美好回憶和伴隨著他成長的農場。原本一直名列前茅的他，成績卻開始下滑。他對周遭的一切人、事、物都表現得毫無興趣，週末也足不出戶，在房間裡拉上窗簾，躲在被窩裡。卡爾所使用的花精包括了減少他對朋友和鄉村生活思念之情的忍冬，以及調整他對新環境的認命和麻木感的野玫瑰。

孤獨・寂寞

珍經常覺得坐立難安，而且也煩躁易怒，但她脾氣來得快，去得也快。說話時，她的語速快，語氣也經常顯得不耐煩。她承認自己沒耐心去教導別人如何做一件事，而寧願獨自接手完成它。若與他人交談，她總是滔滔不絕地談論自己的事情，鮮少給人插嘴的機會。她缺乏耐性、煩躁易怒，故選用了鳳仙花；她以自我為中心，則選用了石楠。

過度牽掛別人的安康

初為人母前，蕾切爾每天都遵循著一套精心策劃的生活規律，其中包括了運動和特別的飲食。孩子出世後，因為嬰兒睡眠和喝奶的規律尚未建立好，她無法繼續之前所定下的時間表，因而備感壓力。她認為丈夫缺乏育兒技能，故對他有諸多的挑剔，導致他們的婚姻關係緊張。巖泉水的選用是針對她的不能變通，山毛櫸則適用於她的低容忍度。

易受外界影響 · 易受他人左右

艾力克的妻子移情別戀，愛上了他的生意夥伴。儘管即將要離婚，他生活中的各個方面仍然有超乎常人的表現，在社交場合也玩得非常盡興。沒人能猜想得到他對自己破碎人生的內心感受。在發現自己即將雙雙失去家庭和生意時，艾力克被嫉妒和憤怒的情緒吞噬，每晚夜夜笙歌，經常喝得宿醉。艾力克服用的花精中，主要有針對他內心深受煎熬的龍芽草，以及針對妒忌與憤怒心理的冬青。

猶豫 · 不確定 · 茫然

梅蘭妮站在人生的十字路口，個人生活和事業方面都必須做出抉擇。儘管已經有了自己的想法，她仍然四處向朋友和同事徵求意見。獲得建議的幾個月後，她仍然無法理出頭緒，並開始感到不滿與煩躁。選擇紫金蓮，是為了幫助她不再自我懷疑，學習相信自己的直覺；野燕麥則能按捺住她心中的躁動不安，讓她能找到人生的方向。

從以上簡短的例子可見，花精的選用是根據當事人的負面情緒，以及他對自己內心感受的描述。巴哈花精諮詢師不會擅自解讀或假設對方的心情，因為每個人對同個事件的心理反應都會是不同的。

花精的挑選應該是根據自己的感受，而不是根據你所認為你「應該」有的感覺。當出現「應該」這個詞的時候，它很可能是屬於你記憶中別人的經歷和情緒。若有任何的心結需要得到處理，這在使用花精的過程中會慢慢地顯露出來。到時可調整你的配方來適應你變化無常的情緒和心情。沒有一個配方是大家通用的。你必須根據自己獨特的內心感受來調配一個專屬於你的個人配方。

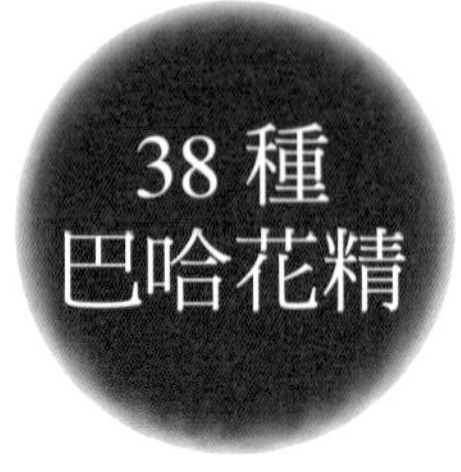

在你閱讀以下篇幅中個別花精的詳細描述時，我建議你稍加留意那些能與你產生共鳴，或與你的情況非常相似的花精。也許你會有股衝動想要為他人挑選花精，誤以為改變了他人，你的人生就會得到改善。抱歉，事實是我們必須先在自己的身上下功夫。

這個自助療癒系統非常地簡單。你可以把此書留給自己，並另贈一本給身旁的人，讓他們也能像你一樣自我療癒。巴哈醫生的願景是每一位巴哈花精諮詢師能「教導他人利用大自然進行治療」。只有在親身經歷了學習的過程，我們才有能力去克服人生中的種種困難和挑戰，也在這時才有資格去解答他人對巴哈花精的疑問。

挑選花精的最佳方法是注意你內心的感受，你所說的話，說話時的語氣，以及聽到他人有關於你的評語時所出現的反應（這並不代表他們的評語是正確的，但他們卻給你提供更多不一樣的視角來瞭解自己）。

在學習反思自己天生的個性與性格的過程中，我們會越加擅長為自己的思緒和情緒找出相對應的花精。一旦開始服用花精，情緒就會像洋蔥一樣被一層層地剝開，逐漸顯露出隱藏之下的情緒，情緒智慧也就會靠你越來越近。

你會重新發現自己的正面人格特質，同時也會注意到一些需要你去處理的情緒，因而得去調整你的花精配方。整個療癒過程是毫不間斷的。你根據自己的步伐，一步一腳印，逐步瞭解與發現自己。

當負面情緒籠罩我們時（無論那是暫時的心境或是根深蒂固的習慣），我們都會向花精求助。因此花精的解說是以負面情緒的描述為主，但我也隨之附上了些許的正面情緒的描述。

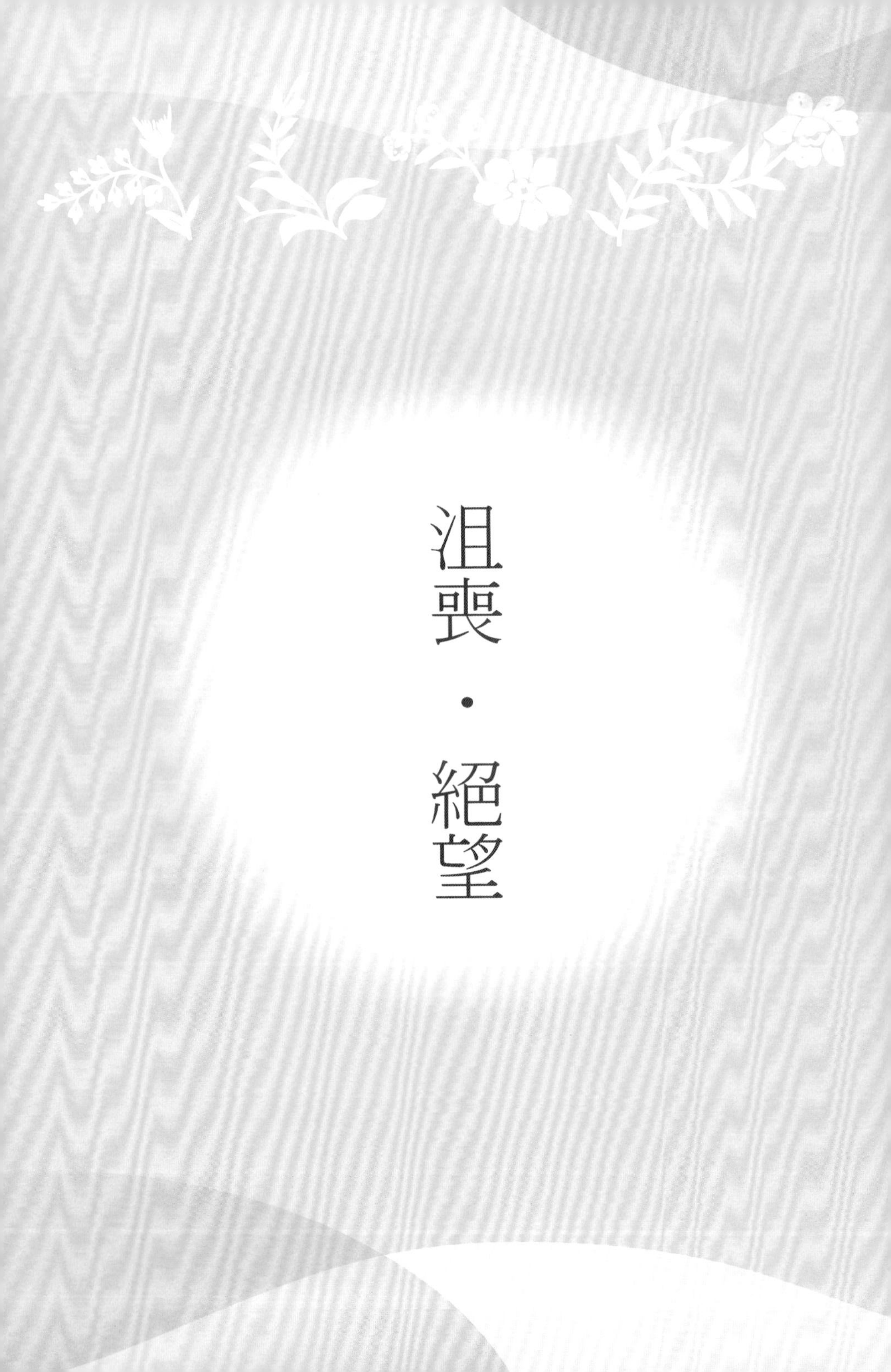

沮喪・絕望

一般來說，我們對自我的感覺能影響生活中的每個層面，以及影響我們如何與他人溝通交流。若因為一些人生經歷，我們跌入了谷底，想要爬出憂鬱的深淵將感覺難如登天。我們不再相信自己或他人，自信心也蕩然無存。要重新站穩腳步、重拾信心，時而容易，時而艱難，但關鍵在於邁出第一步。與此同時，知道自己情緒智慧正在呼喚著你，等待你去聆聽它的聲音，這將對你有所幫助。巴哈醫生將以下 8 種花精編入此類別。

強烈的自我厭惡	野生酸蘋果	自我接納
窮於應對	榆樹	應對自如
缺乏信心	落葉松	不斷嘗試的信心
鞠躬盡瘁，死而後已	橡樹	良好的判斷能力， 自我關愛
自責	松樹	滿足，愉悅
創傷，哀悼	聖星百合★	療癒舊傷
悲痛欲絕，絕望	甜栗子	平靜，對未來充滿信心
自憐自哀，耿耿於懷	柳樹	心胸寬闊，不記前仇

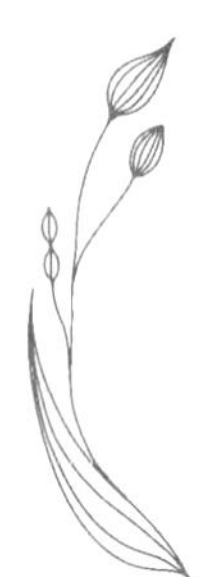

野生酸蘋果 Crab Apple

學名／Malus pumila

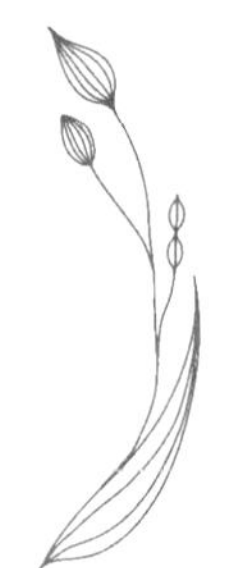

頭髮不聽使喚、衣服不合身、臉上長痘痘——這些都是一些相對無關緊要的狀況，但大多數人都會在這時產生一連串的負面情緒。無論瑕疵是真實或想像的，我們會開始自我厭惡，甚至感覺骯髒，並有清洗自己的衝動。野生酸蘋果能避免我們被吸入這樣的漩渦。

你將無法自拔地過分挑剔和執著於周遭的一切事物，例如自我形象、身體狀況、細菌、食物、家庭環境、辦公室等。在這種情緒智慧欠缺和理性思維歪曲的情況下，你將給自己帶來巨大的心理壓力。堅持自己的世界必須是完美潔淨的狹隘眼界，將能把他人根本看不見的微小瑕疵放大。

無論上述的心態對你造成多大的影響，野生酸蘋果可以是恢復你原有視角和健康的關鍵。在學習接受自己和環境後，你就能夠放鬆心情，享受人生。

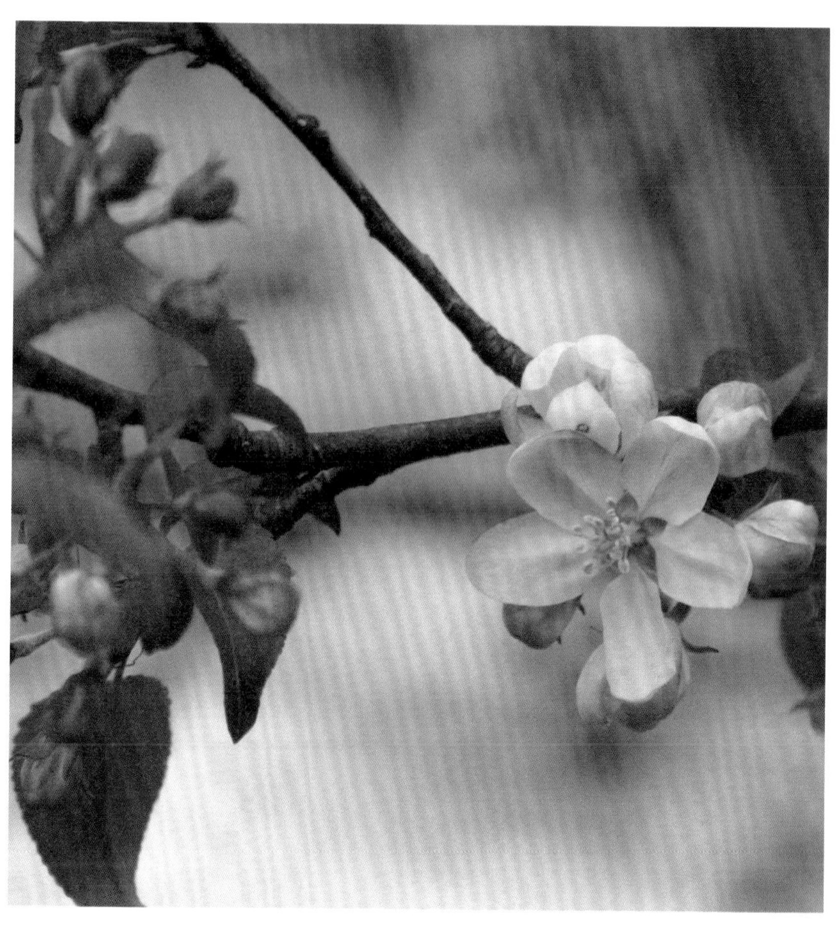

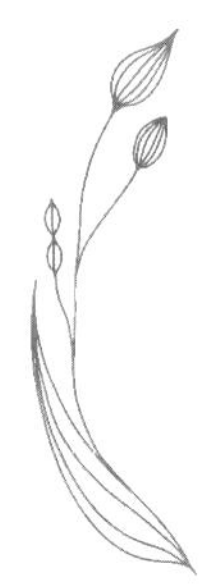

榆樹 Elm

學名／Ulmus procera

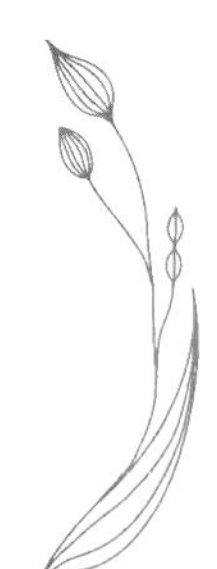

你是否很有才能，並且相當有自信能承擔更多的責任？但你是否曾遇到一點小挫折，就突然感覺排山倒海的問題讓你喘不過氣來？是否覺得內心原有的情感力量好像離你而去，隨即抱頭大哭，徹底崩潰？或許你會希望自己從未答應負責那麼多的專案。你很可能在此時已經精疲力盡。這是榆樹個性的人信心暫時瓦解的典型例子，但這也可以發生在我們任何人的身上。

當你回顧諸如此類的回憶時，或許會發現在你熱心支援對方以期計畫能順利進行的同時，已不經意地承擔過多的責任，而壓力也隨之加重。

榆樹可以協助你恢復身心的平衡狀態，並重拾應付挑戰的信心。如此一來，你將學會聆聽身體的聲音，在感覺自身能量偏低時，及時給予自己休息和反思的時間。

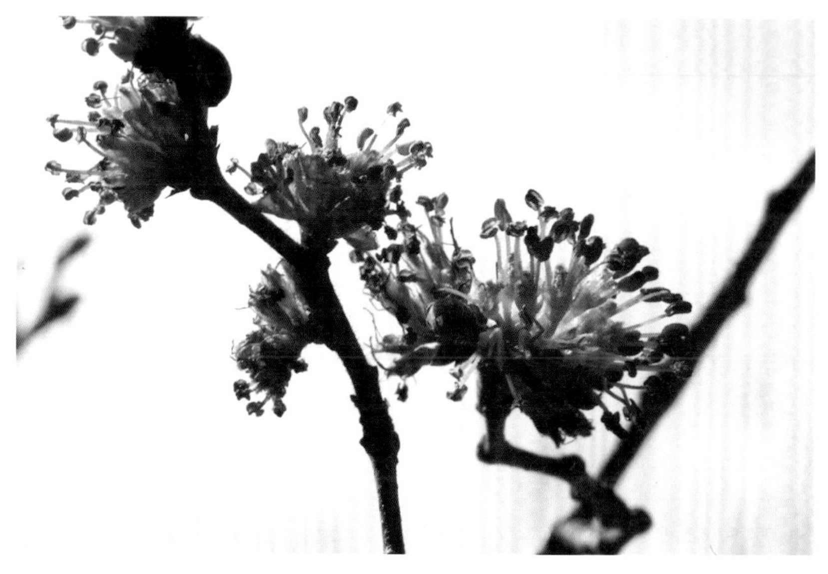

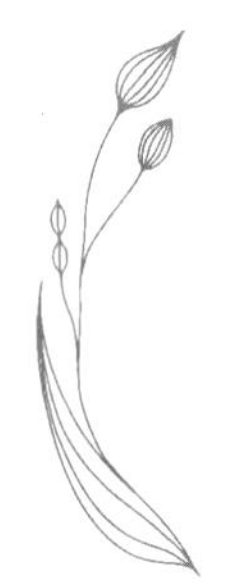

落葉松 Larch

學名／*Larix decidua*

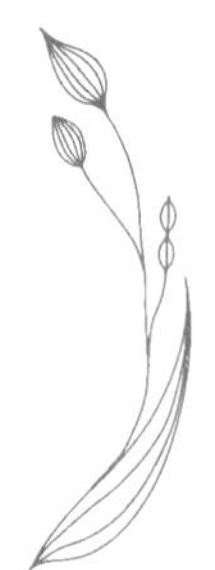

是否曾覺得自己習慣性的猶豫不決導致你錯失生命中的許多機會？又或許你察覺到親朋戚友對你人生的停滯不前感到煩躁？彷彿他們相信你的能力，多過於你自己。信心可以是非常脆弱的。就因你不斷地告訴自己會失敗，在可以申請高等教育課程或升職時，你反而選擇按兵不動，也就為自己寫下了失敗的結局。

這或許源自於童年時的自卑心理，又或許因某起或某些事件所引發，致使你相信失敗是必然的，你從此也就不願意做任何的新嘗試。即便內心深處知道自己有潛能，但你更專注於逃避失敗的風險。實際上，你的人生是踩著煞車器度過的。

落葉松能幫助你在面臨看似絕望的處境時堅持不懈，拋棄自我設限的信念，同時也能使你更願意去尋找、珍惜和把握人生中的種種機會。

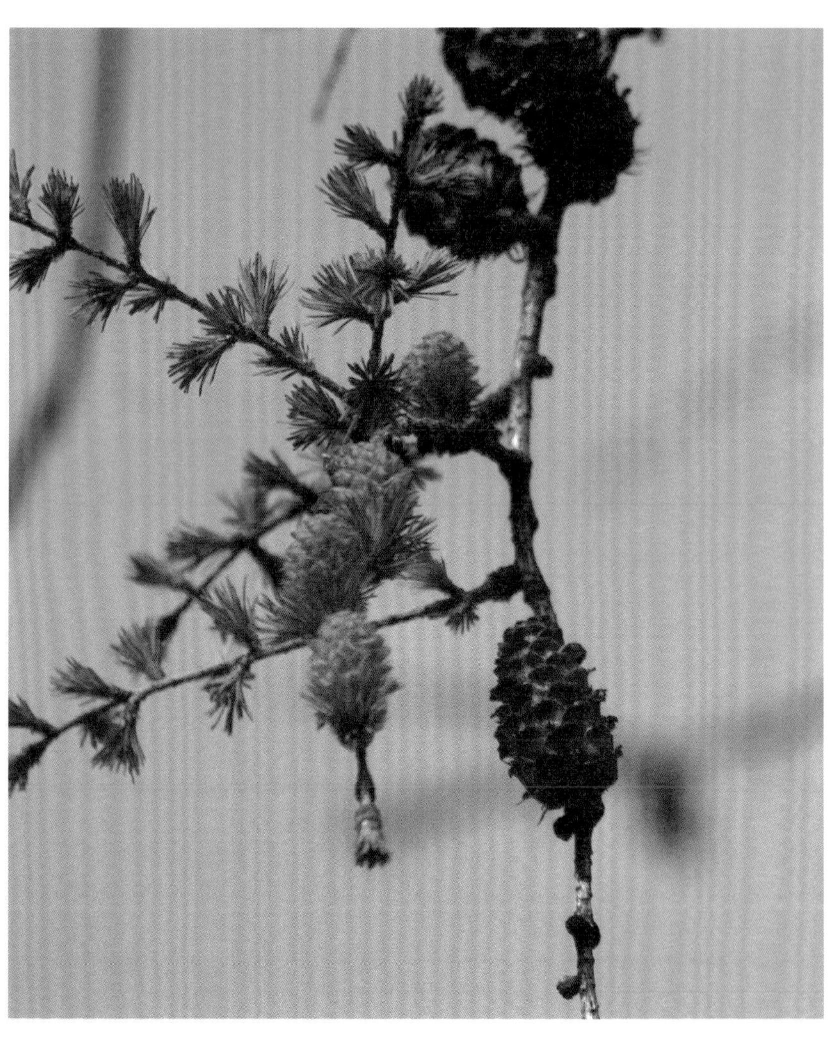

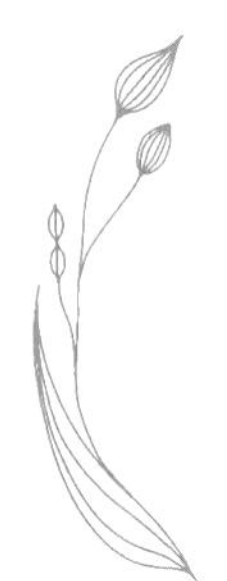

橡樹 Oak

學名／*Quercus robur*

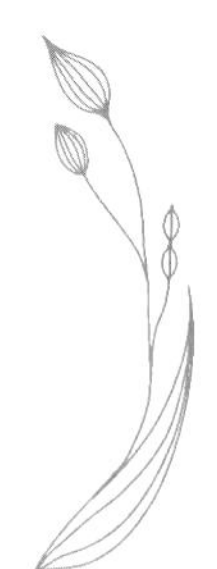

若你能在面對重重困難時堅持不懈，並經常從內心深處挖掘殘存的力量以便能面不改色地履行職責，那你可考慮服用橡樹。因為感覺身負重任，所以你如同工作狂，強迫自己忍受超乎常人所認為合理的極限。你或許知道自己在做什麼，但你就是不允許自己停下腳步。

如此驚人的毅力時而有用，但長時間下來你可能不勝負荷而備感壓力，徹底累垮；你也可能因為生病而煩躁不堪，最後出現絕望感。在兌現承諾和維持可靠度的決心的驅使下，你忽略了自己的需要。這好比你對履行職責的執著已經到你無法想像其他處事方法的地步。

橡樹讓你記得為自己的身心健康著想，也讓你學會權衡輕重，不該為了完成任務而因小失大。

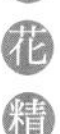

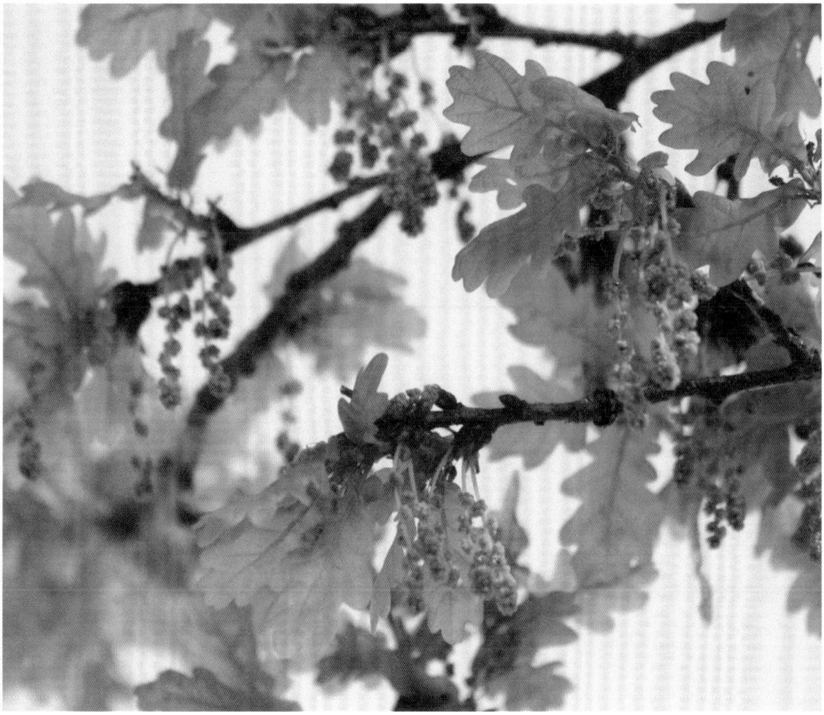

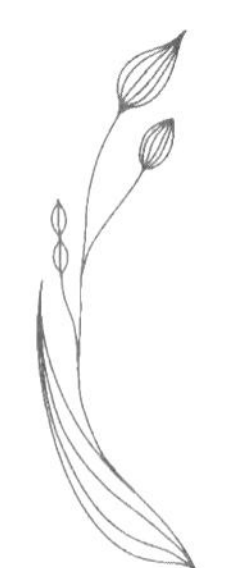

松樹 Pine

學名／*Pinus sylvestris*

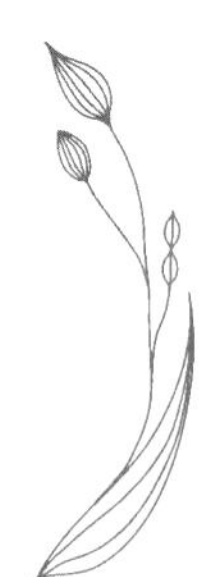

當我們為了一些微不足道的錯誤而叱責自己時，也許會引發一連串的內心對白，例如「我當時應該……」，或「我其實可以……」；又或許你會為所有的事情扛下責任，向他人道歉。即使錯不在於你，你也願意背起黑鍋。有時那是你自己的選擇；有時則是其他性格較強硬的人將錯誤歸咎在你的身上。

這些心情可追溯到兒時家庭成員之間的互動。當時的指責、羞辱和內疚可在潛移默化的情況下削弱你的自我感，儘管對方並無此意。你可能因此會忽視目前你所取得的任何成就，並相信生命中一切不愉快的事都是你罪有應得與必須承受的。這種想法也能使你完全喪失判斷能力。

松樹能幫助你釋懷這不必要的內疚心理，停止自責，並且讓你再次由衷地感覺滿足和愉悅。

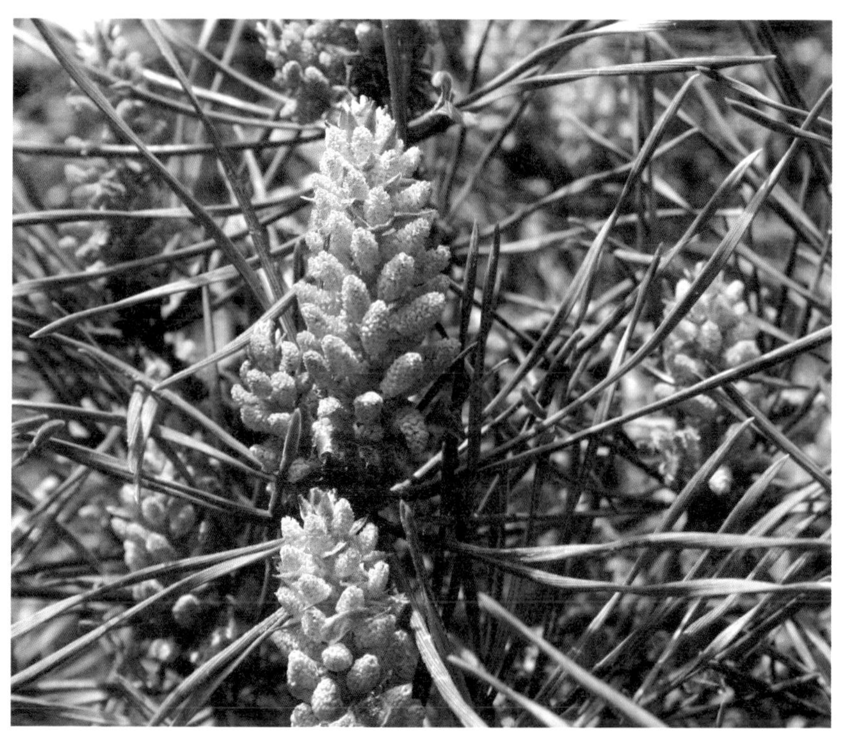

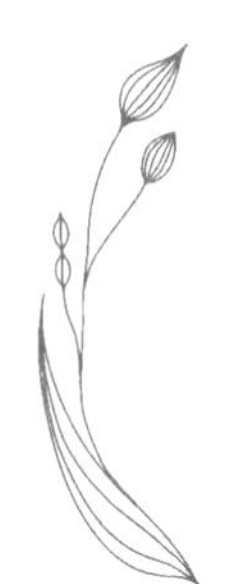

聖星百合★
Star of Bethlehem

學名／*Ornithogalum umbellatum*

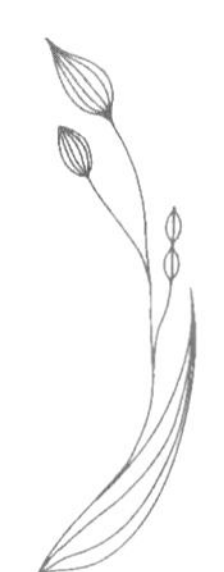

鮮少人能夠在其一生之中不經歷任何讓自己深受驚嚇或痛苦的意外事故或創傷。無論是從樓梯摔倒、被車撞傷、上手術臺、遭受虐待或喪失親人，這些經歷在不同程度上震撼著我們的身心靈。這些回憶也像餘震似地，一波又一波地衝擊著我們。有些時候，彷彿事件的震撼力把你震離自己，而需要靠自己或借助他人的力量拉你回來。

你希望時間能沖淡一切，可是創傷卻形影相隨。它或許以回憶閃現或噩夢的形式出現；或許隱藏在你的負面情緒中；又或許暫時受到壓抑，並在你精神緊張時再次出現。

無論創傷伴隨了你多久，聖星百合都能夠使之癒合，這就是聖星百合的美妙之處。此花精也包含在應急配方中。

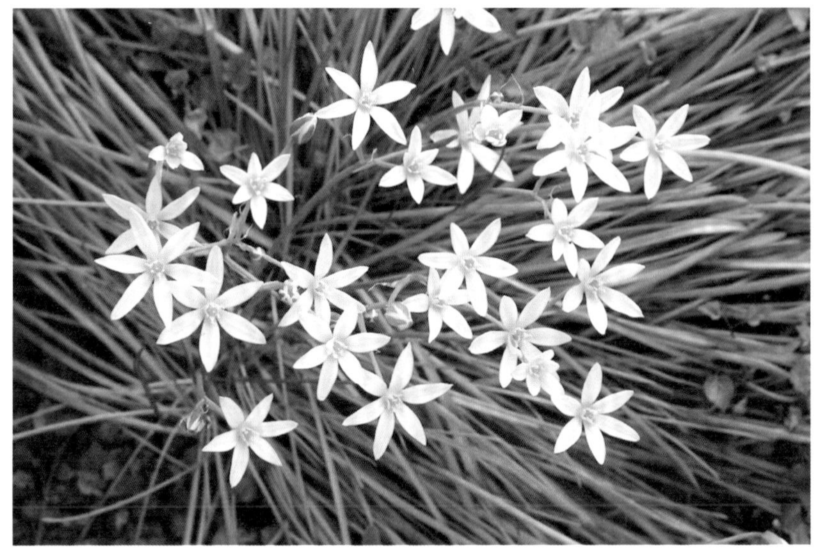

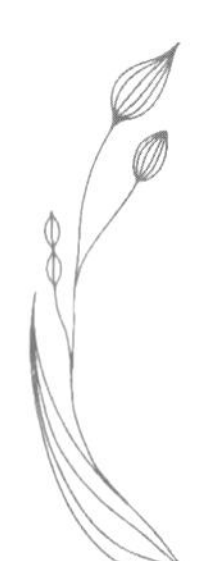

甜栗子 Sweet Chestnut

學名／ Castanea sativa

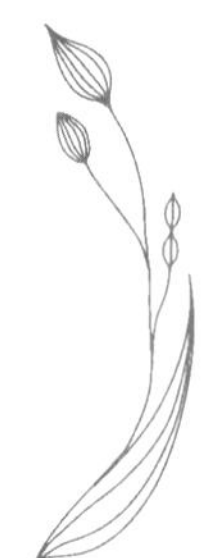

人生可以是極其痛苦的。或許你突然間失去工作或房子，又沒錢支付帳單；或許你與一位關係要好的深交停止往來；又或許一位親朋戚友撒手人寰。這些時候所經歷的痛苦可說是像刀割一樣地劇烈。在人生的道路上，我們都不斷地在尋找答案，但過程中卻往往找到更多的問題。一位佛教詩人曾寫道：「人生猶如刀頭舔蜜。」這痛苦也好比靈魂在黑暗中孤獨絕望地尋找出路的「靈魂之黑夜」。

絕望感如此地強烈，並吞噬你所有的思緒。萬念俱灰的你相信自己走投無路，絕望之際，你向神靈求救。你也許認為這樣的心態有些不對，但其實不然。這是特殊情況下的正常反應，只不過大家的反應不盡相同。

甜栗子能幫你與你的情緒智慧重新聯繫起來，開始自我療癒。你將會找回平靜的心靈，恢復樂觀的態度，並且重拾對未來的信心。

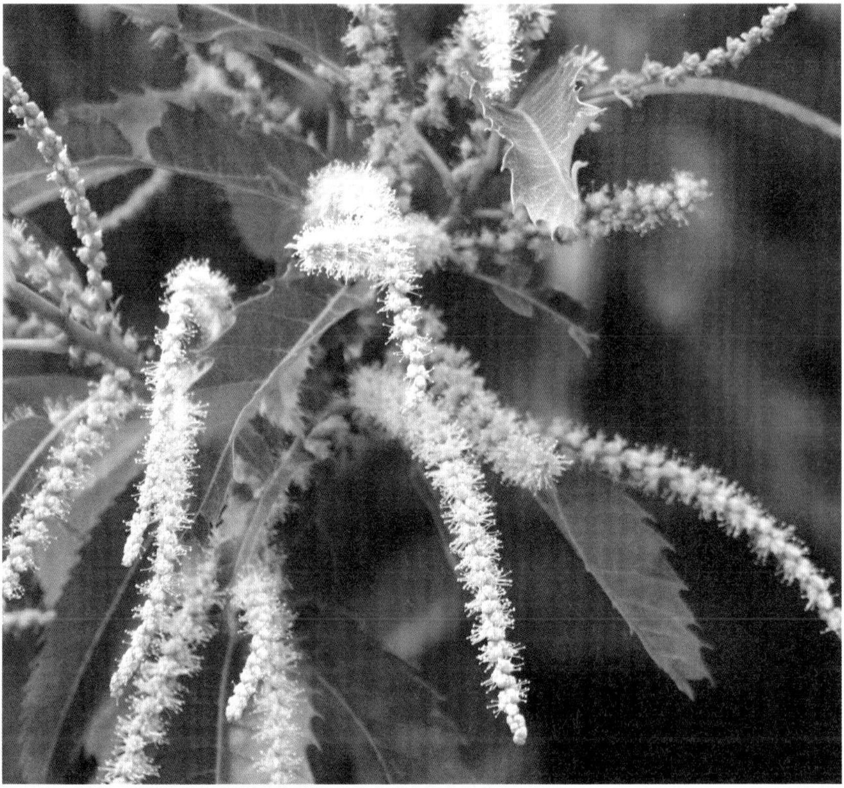

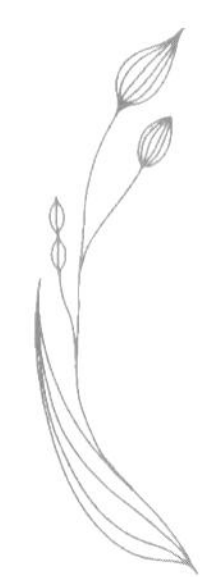

柳樹 Willow

學名／*Salix vitellina*

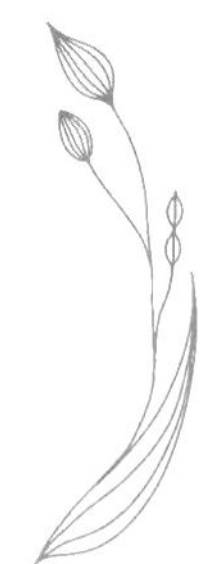

面對崎嶇坎坷的人生道路時，許多人都免不了會自憐。若因而耿耿於懷，不僅會侵蝕自己，也會腐蝕我們與他人之間的感情。當我們無法放下過去或原諒他人時，因失望而產生的責備和怨恨之情將會影響我們如何待人處世。

糾纏不清的負面情緒讓你把一切不幸遭遇都歸咎於他人，並且認為自己一點責任都沒有。一旦陷入這種「受害者」的心態，你將經常感覺無助、怨恨和氣憤。假使有任何人想嘗試「解救」你，你的反應卻是「好的，可是……」。為自己的人生負責，同時自救，便是你最大的挑戰。

柳樹能幫你反省你以往看待和處理事件的方式，讓你從中學習，重新出發。培養正面的態度後，你將會發現世界之美好。

柳樹能敞開你的心房，讓你寬恕他人，忘卻過去。

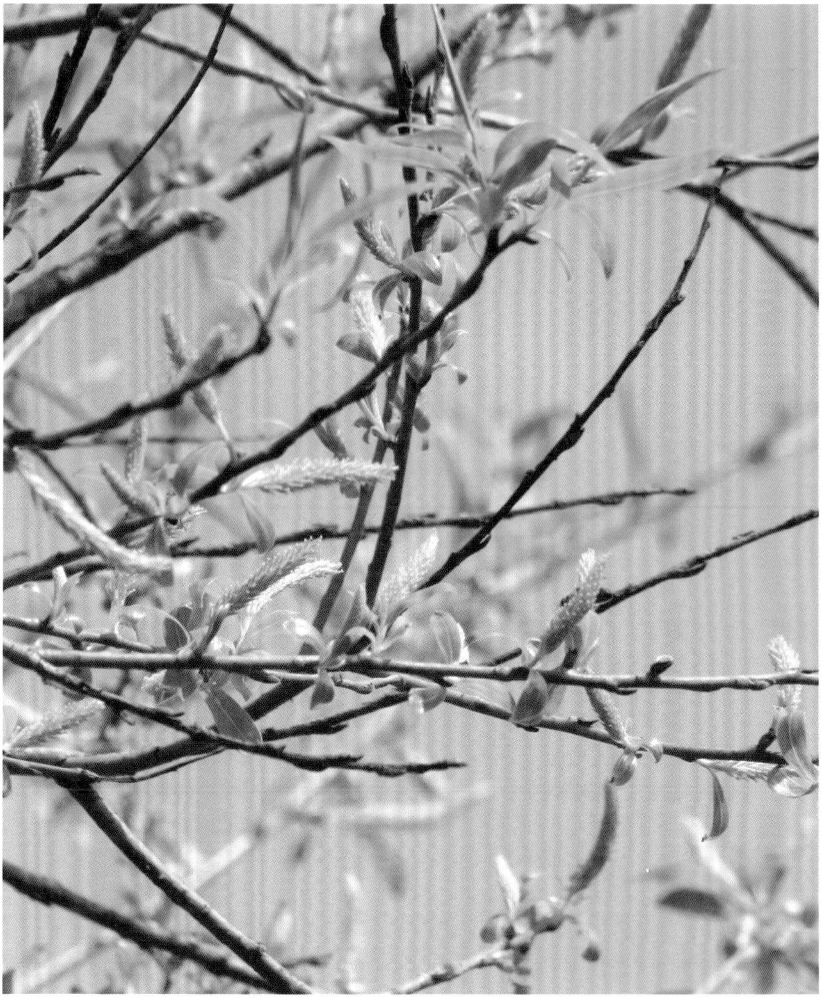

害怕・恐懼

恐懼是陰險狡猾的。它像在獵物似地將其觸手纏繞著我們的思緒，使我們胃痛、失眠、頭痛、心悸。無論恐懼真實與否，都會觸發我們戰鬥、逃跑或僵立不動的應激反應。我們越是努力控制恐懼，越是感覺精疲力竭。恐懼能削弱我們的自我感，並在面對隱藏於內心深處的情緒時感覺脆弱。儘管恐懼帶來諸多的身體不適，但主導著我們行為的卻往往是恐懼，而非希望。

若要培養情緒智慧，認清自己的恐懼是重要的一步。你的自我感覺會更好，遇到令你畏懼的情況時也更能應對自如。巴哈醫生為「恐懼」挑選出以下 5 種花精：

莫名的恐懼	白楊	內心平靜
畏懼失控	櫻桃李★	冷靜，理性思維
恐懼，害羞	龍頭花	有勇氣
為親人擔憂	紅栗子	心情輕鬆，正面的情緒
驚恐，恐慌	岩薔薇★	臨危不亂，冷靜行事

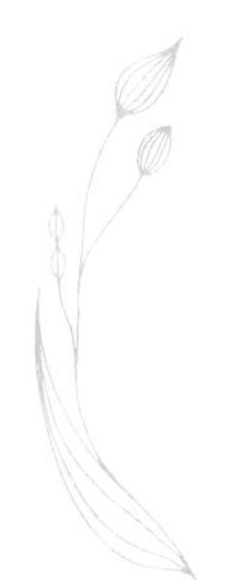

白楊 Aspen

學名／Populus tremula

你是否曾有過莫名的焦慮感？好像一種不祥的預感從內心深處彌漫出來，但你卻無法明確指出那是什麼。若出現這樣的焦慮感就表示你需要白楊。仔細觀察一顆白楊樹，你便會發現即使看似無風，樹上的葉子卻彷彿在顫抖。

如果我們對周遭的環境如此之敏感，任何的風吹草動都能引起我們的高度戒備。但若過度緊張，我們的直覺便無法辨別真偽。或許你會突然被嚇了一跳；或許你感覺皮膚發麻；或許你緊張不安卻又說不出個所以然；又或許無外在誘因的情況下你感覺心慌。諸如此類的莫名恐懼感使你難以向他人傾訴，分擔這份煩惱。

服用白楊後，你將恢復內心的平靜，從而更有信心去探索生活中真實的機會和體驗。

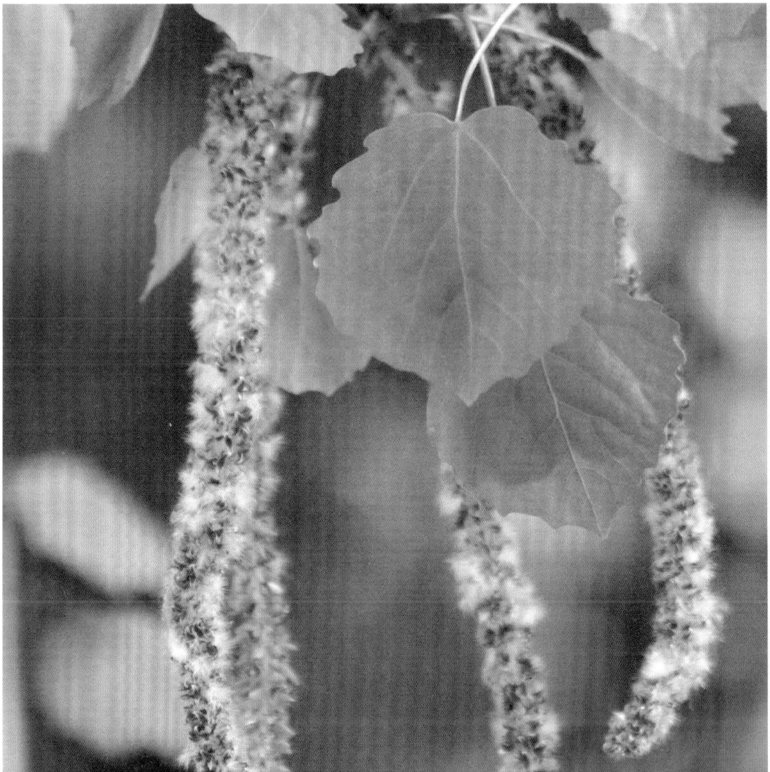

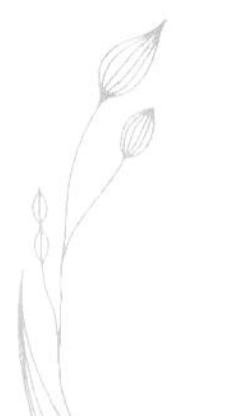

櫻桃李★Cherry Plum

學名／*Prunus cerasifera*

你是否曾擔心自己的情緒或行為會失控？光禿禿的櫻桃李樹在一夜之間枝繁葉茂、開花結果，就類似於失控的表現。或許當時你憤怒到近乎歇斯底里的地步，甚至嚴重到產生思維與軀體脫離的感覺，彷彿在一旁觀看電影似的。失控的行為常見於幼兒無理取鬧時——他們大吵大鬧、嚎啕大哭、放聲尖叫。只有在得到安撫後，他們的情緒才能平復。在面對極大壓力時，你的思緒看似一片混亂，或者你會畏懼一時喪失理智，完全失控。

此花精也適用於有自殺傾向，並擔心對自己或他人做出極端行為的患者。一旦你產生上述想法，請務必盡快聯絡你的醫生或警方。

櫻桃李幫助你調整心情，冷靜思考，恢復理性。此花精也在應急配方中。

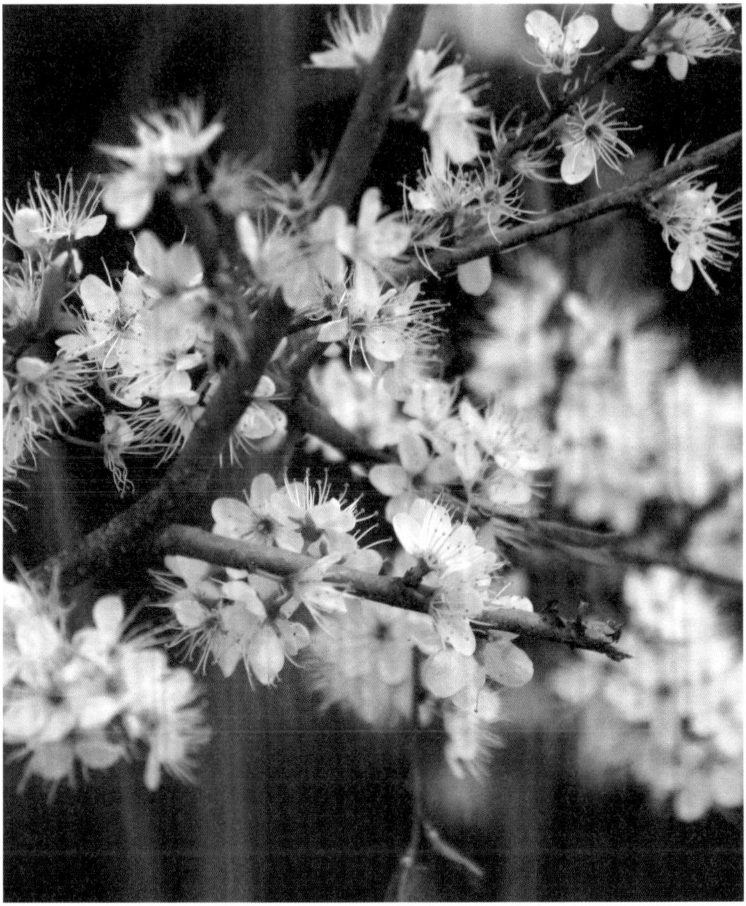

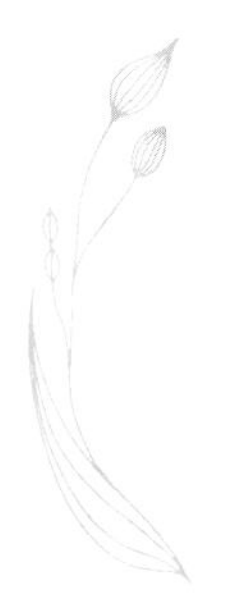

龍頭花 Mimulus

學名／Mimulus guttatus

幼年求學時的你，是否擔心被欺負而總是沉默不語，盡可能地避免引起他人的注意？或許一段遭受欺凌的經歷使你不敢表現真正的自己。長大後的你，是否需要在社交場合或商業會議中努力隱藏天生的害羞心理？是否也注意到自己結巴，臉紅與多汗的問題日益嚴重？這些都很可能是龍頭花個性的表現。敏感的天性使你畏懼挑戰，但偶爾你在處事時所表現出的堅定意志力，也會讓你對自己刮目相看。

此花精也適用於日常生活中諸多讓我們心驚膽戰的情況，例如：看牙醫、乘搭飛機、公眾演講、開車、裁員等；甚至也能針對恐懼症，如：蜘蛛、高度、廣場、人群、密閉空間、細菌等。當你緊握著恐懼不放時，那將會導致你生活品質的降低和自我信念的動搖。

龍頭花讓你找回深藏內心的勇氣，從而能幽默、自信地發表看法，堅持己見。

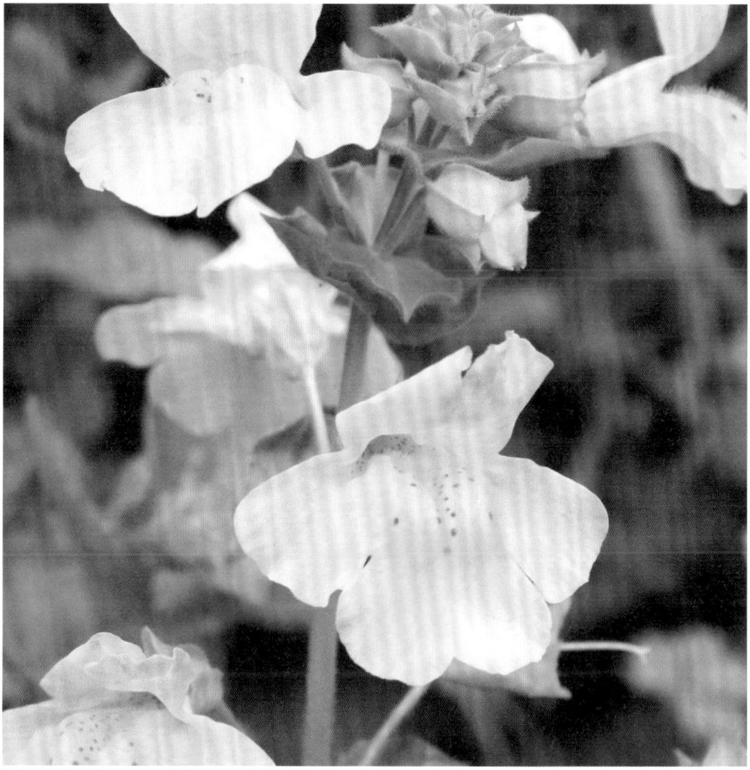

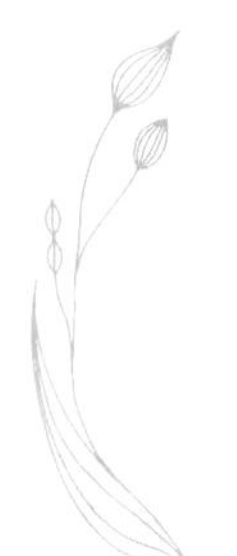

紅栗子 Red Chestnut

學名／*Aesculus carnea*

當我們關心對方，卻又是以擔心的形式表現出來時，這是相當棘手的。可能我們終日為親人活在恐懼中，但實際上只是杞人憂天而已。由胡思亂想所引起的焦慮感，在自己處理不當的情況下，將從我們的言行舉止中透露出來。

處於青春期的子女夜深未歸時，你是否輾轉難眠，並徹夜躺在床上仔細聆聽門外的鑰匙聲？又或許你經常發短訊或打電話給孩子，以掌握他們的行蹤？你是否會為要好的朋友或寵物過度操心？身為雇主或治療師的你，是否在非辦公時間也經常牽掛著員工或客戶的安康？

你或許認為你已掩飾了心中的擔憂，但它們卻在你言行舉止間透露出來，並在他人身上種下不必要的焦慮種子，待日後萌芽。情緒智慧便是明白我們對親愛的人的擔憂並不能保護他們免受命運的安排。

紅栗子幫助你培養正面的情緒，也讓你感覺安全。如此一來，你就能夠放鬆心情，放下心中的恐懼。

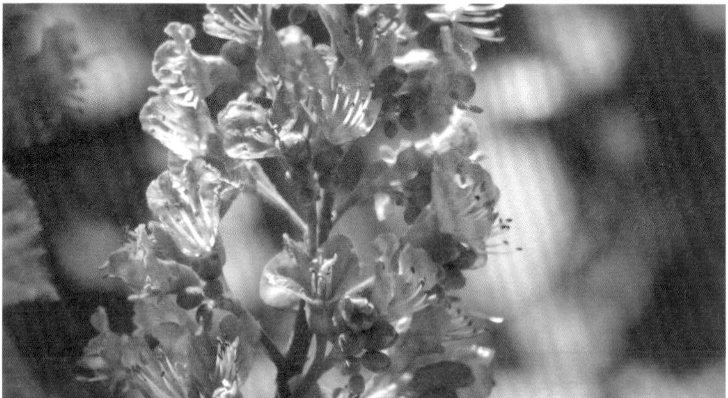

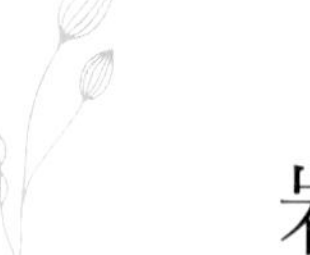

岩薔薇 ★ Rock Rose

學名／Helianthemum nummularium

每個人與生俱來都有一定的敏感度，但媒體卻日日夜夜地報導駭人的新聞，而我們有時又看恐怖片或玩暴力的電子遊戲。這就不難理解我們為何會在夢境中惶恐地向四周拳打腳踢；或突然恐慌發作，出現劇烈的心跳和窒息感；又或者在現實生活中遇到危及性命的情況時，嚇得僵立不動。在面臨諸如此類的非常時刻，我們往往會驚嚇得無法動彈，不知所措。這時，岩薔薇能幫你放鬆心情，恢復正常呼吸，並找回付諸行動的勇氣。

若你常噩夢連連，可在臨睡前服用此花精，並問自己的潛意識是否在嘗試透過夢境傳達訊息給你。這是因為噩夢也可以是內心焦慮的外在表現。

岩薔薇能讓隱藏在潛意識裡的恐懼顯露出來，使你察覺其存在，並找出消除恐懼的方法。此花精也在應急配方中。

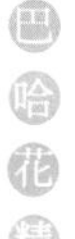
巴哈花精

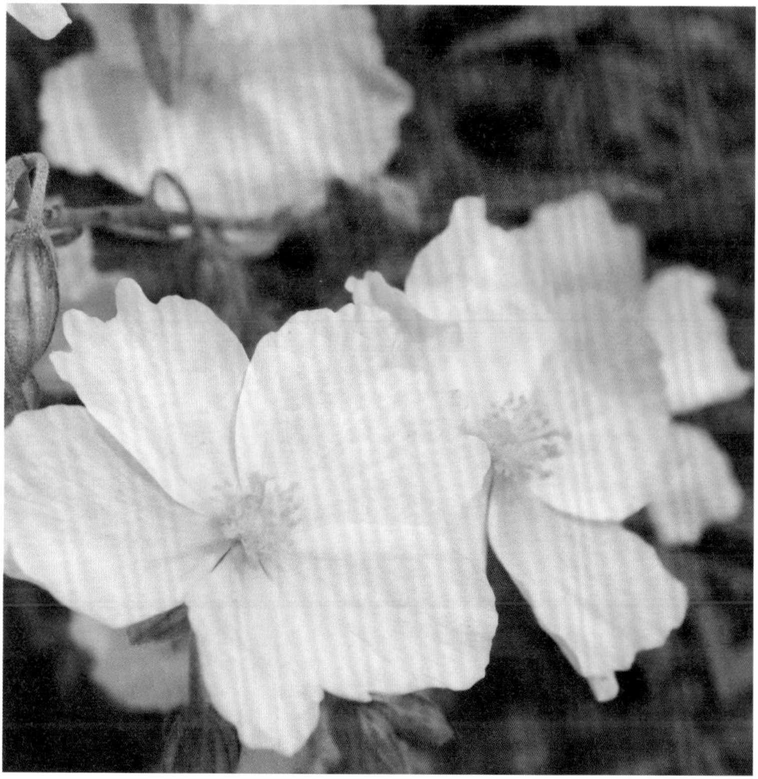

不在當下，對現況缺乏興趣

若此刻的我們不是活在當下，那就是在回顧過去，或幻想未來，或迷失於這兩者之間。從某一方面來看，這樣的應對機制讓人有機會發揮創意；另一方面，它卻是一個讓人逃避現實的手段。你或許會在電視機前發呆，或許變得嗜睡，又或許過度投入地在腦海裡重播著某些難以處理的情節。過去的經歷讓你瞭解現在的自己；而現在的你，則能看見未來在眼前展開。

切記，一切都是息息相關的。只有活在當下，專注於現在，你才能發覺你的情緒智慧，從而得到完全發揮潛能後的滿足。此情緒類別中有 7 種花精。

做白日夢，幻想	鐵線蓮★	體現創意
重蹈覆轍	栗子芽	引以為鑒
鄉愁，活在過去	忍冬	展望未來，向前邁進
疲憊不堪	橄欖	恢復精力
不明緣由的愁緒	芥末	內心平穩，愉悦
連綿不絕的思緒	白栗子	正面思考，思維清晰
麻木，認命	野玫瑰	積極生活

鐵線蓮 ★ Clematis

學名／Clematis vitalba

你是否自認創意十足，但卻又覺得難以把想法變成現實？是否常言要當名作家，卻未曾下筆？又或者你是一名藝術家，但又從不創作？鐵線蓮正是給愛做白日夢的你。你活在一個虛幻世界中，以致不能腳踏實地地透過實際行動來建構未來。

沉浸在白日夢裡而不去理會現實生活，這確實是相當誘人的。或許我們憧憬有個孩子，幻想中大獎，甚至在喪親時恨不得能隨之而去。我們或者會經歷一種「神靈鄉愁」的感覺；或者表現得困倦、健忘、動作笨拙；或者渴望進入夢境以暫時脫離肉體。你的想法新穎、想像力豐富、靈感源源不絕，但只有在你的創意得到落實時，才會感受到其中的樂趣和滿足感。

鐵線蓮帶你返回現實生活，實現潛能，兑現承諾。此花精也在應急配方中。

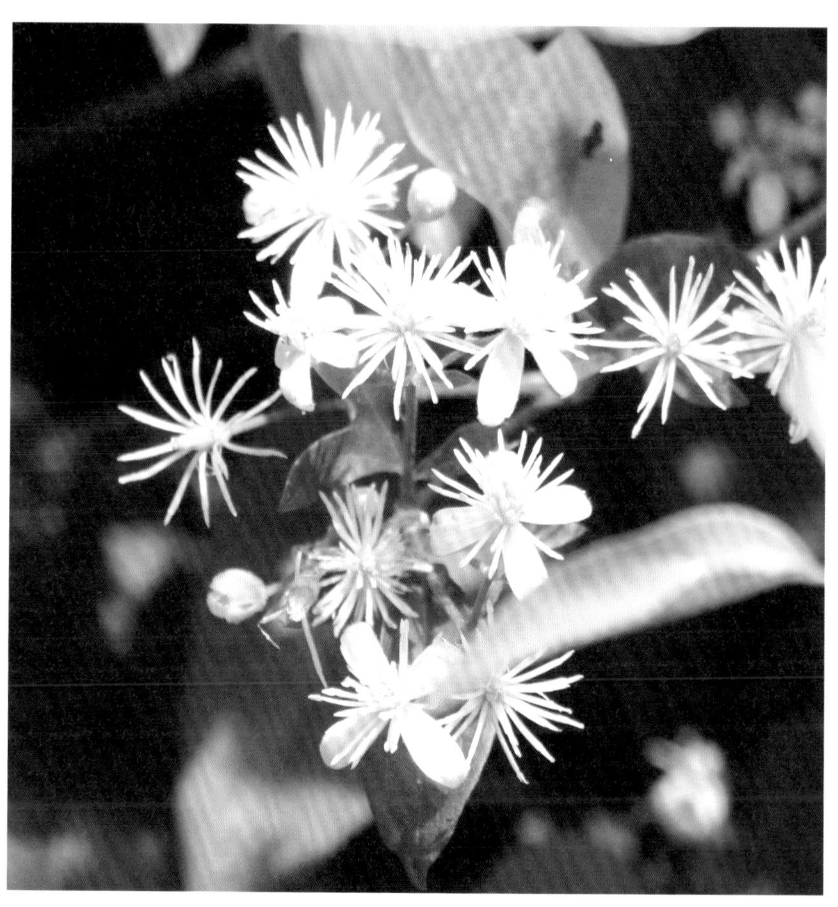

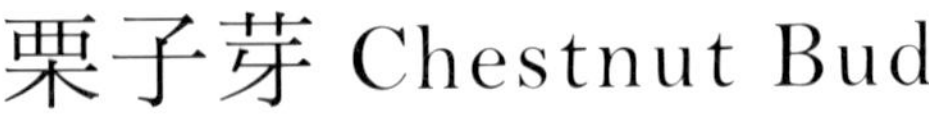

栗子芽 Chestnut Bud

學名／Aesculus hippocastanum

我們的人生可以是不斷地在重複某種行為模式和重犯同樣的錯誤，猶如在原地打轉。不僅自己感覺厭倦，也讓身旁的親友不勝其煩。無論是連續與同類型的人約會並以失敗告終，經常陷入債務，還是一直與別人起同樣的爭執，你始終沒能將失敗的經歷引以為鑒，並寧願選擇漠視它們。

正因為你沒有進行反思，從中吸取經驗，也就意味著下次面臨同樣處境時，你將不知該如何處理以避免重蹈覆轍。沒錯，你還是會有下一次的。在栗子芽狀態中，你就像其花蕾，雖然看似含苞待放，但花瓣卻始終拒絕盛開。

栗子芽能幫助你反思，吸取經驗，學以致用，好讓你能培養洞察力和情緒智慧。

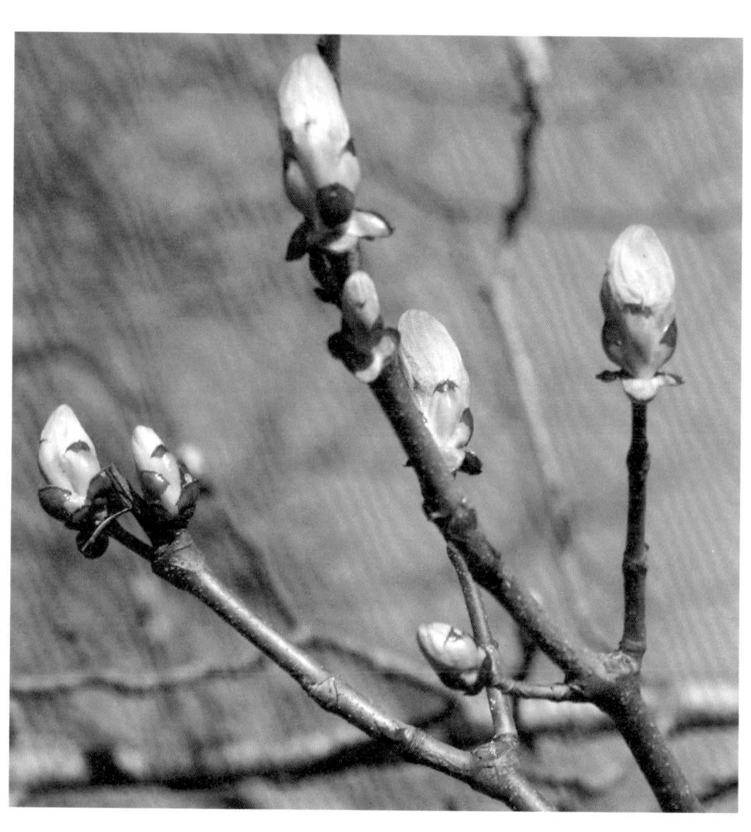

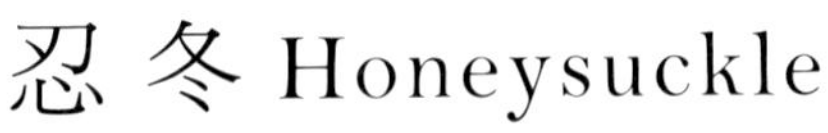

忍冬 Honeysuckle

學名／*Lonicera caprifolium*

在人生的旅途中，每一段經歷將我們塑造成今日的自己，而這些回憶也讓我們的人生更加絢麗多彩。

但你是否發覺自己一直在回憶的長廊裡流連徘徊，腦海裡不斷地重播著無法改變的過去？又或許你在和他人聊天時，總是回想起美好的當年？也許現在的你認為人生充滿了遺憾，因此你寧願活在過去；又或許你對於自己逐漸年華老去的事實無法釋懷，也就眷戀著曾經美好的青春。無論回憶是愉快、悲傷，還是疼痛的，它們阻止你活在當下、體驗人生，阻止你實現現實生活中的種種可能。忍冬的情緒可以表現為移居後的思鄉之情，或者對新體驗的難以適應。你也許難以相信未來會有任何開心的可能。

忍冬把你帶回當下，再次與生活聯繫，向未來邁進。

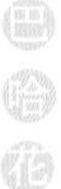

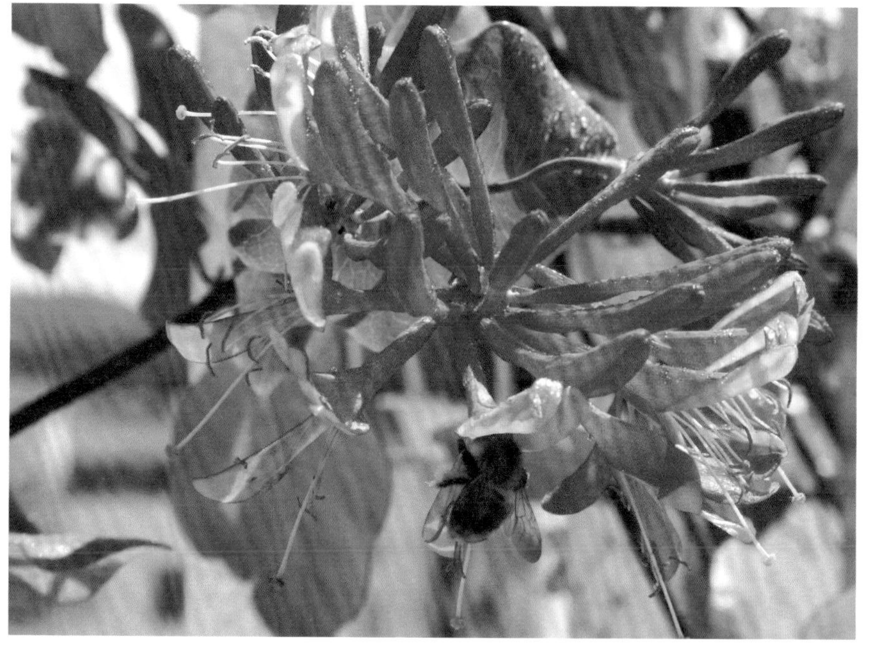

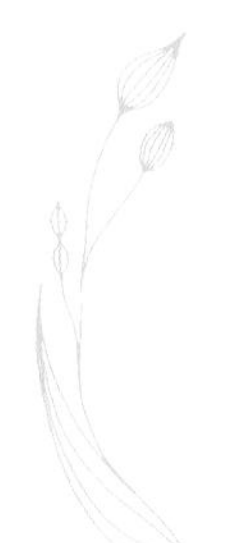

橄欖 Olive

學名／*Olea europaea*

現今的繁忙都市生活對我們要求甚高。由於科技的發達，我們必須每天 24 小時隨時待命。如此日以繼夜地埋頭苦幹，往往使我們精疲力竭。若你長時間處在高壓的工作環境下；或者在學業與家庭之間分身乏術；又或者患上慢性病，長期與病魔鬥爭，這些都可能使你心力交瘁，並對你的身心造成嚴重的傷害。你或許感覺自己體力透支，卻又因操勞過度而難以入眠，此時此刻的你只想掩面而泣。因缺乏休息而免疫力低下，你經常受到病毒感染，而唯有在生病時你才允許自己休息。

橄欖幫助你恢復應對挫折的能力。在服用花精後，你或許更容易放棄掙扎，向疲倦投降，沉入熟睡中。但實際上，這正是你所需要的。

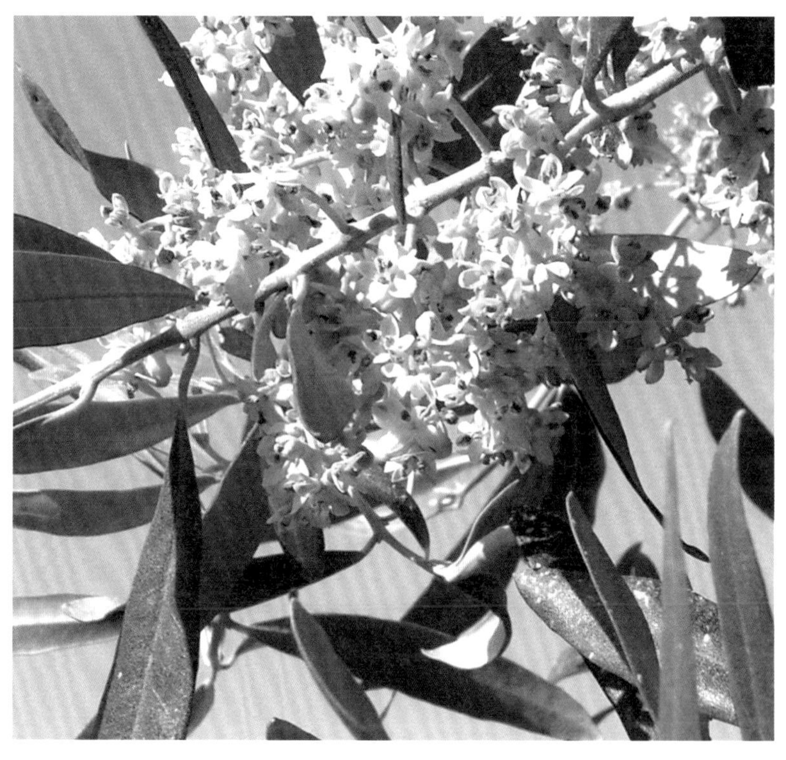

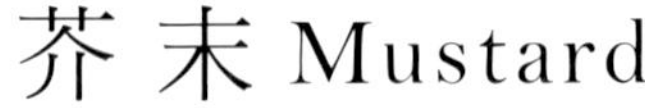

芥末 Mustard

學名／Sinapis arvensis

你是否曾有過那麼一天，一朵不知從何而降的烏雲一直籠罩著你，心中的愁緒也濃得化不開，但你卻始終說不出個所以然？在這樣的芥末狀態下，愁緒猶如一件沉重的披風，而我們用它來包裹自己，與世隔絕。你對外界毫無興趣，所剩無幾的精力也都專注於自己的內心世界中。或許你將這憂鬱的心情歸咎於入冬後的季節轉變，因為你內心的世界感覺不到溫暖的陽光，也看不到曙光，正如日短夜長的冬天。在黑暗的深淵裡，你感覺一切的思緒和行動都極度沉重。如此舉步艱難，動彈不得的感覺將持續下去，直到有朝一日這片愁雲突然雲飛煙滅。這些情緒明顯地與芥末愉悅和平穩的正面特性迴然不同。

芥末能幫你挖掘出隱藏在你沉重心情之下的真正原因，讓你能以更輕鬆的姿態體驗人生。

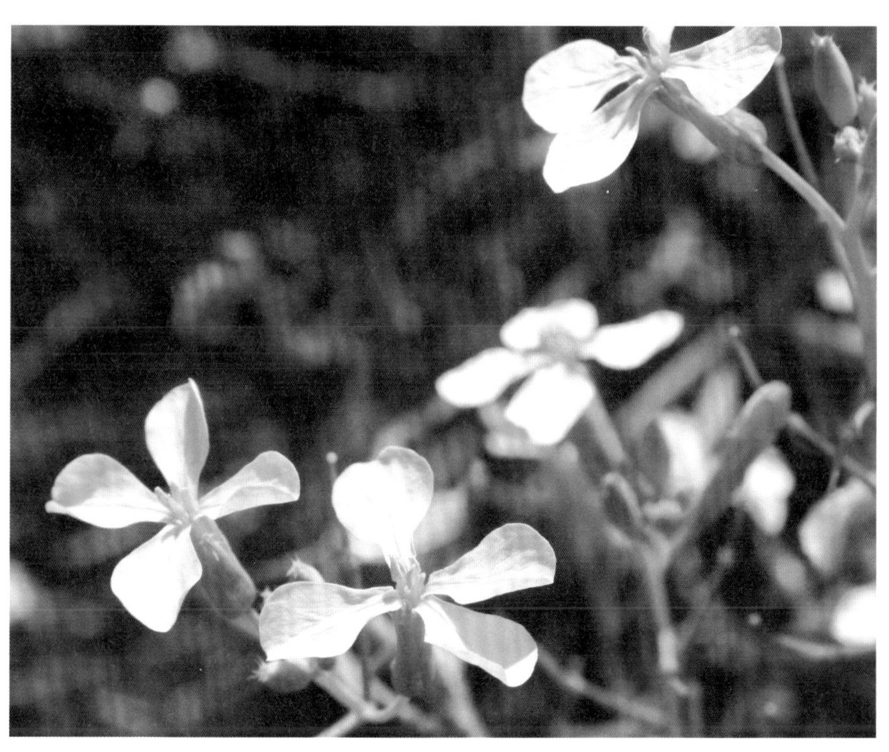

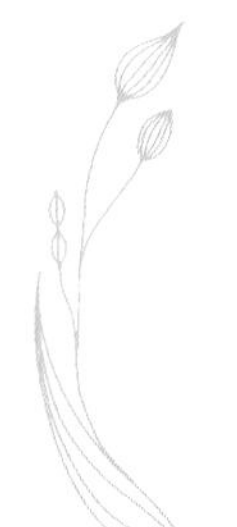

白栗子 White Chestnut

學名／*Aesculus hippocastanum*

日常生活中所發生的一些事情能觸發我們一系列的情緒反應，使我們思緒混亂。你意識到自己的腦海裡不斷重播著之前的情節，但你就是沒法讓它停止。這些片段可以是近期的一場爭執，或是一個你需要去解決的生意難題。

無論煩惱是什麼，你就是一而再，再而三地在腦中反覆琢磨，導致集中力和工作效率均受影響，並且感覺自己無法抽離這讓你鑽牛角尖的問題。由於思緒受擾，有時你沒注意到周遭所在發生的事。白天你魂不守舍，晚上你徹夜難眠。像首不斷重播的歌曲，你受困其中，也成為自己思緒的奴隸，無法辨析或放下。

白栗子能培養你的辨別和判斷能力，也能讓你的思緒恢復平靜。

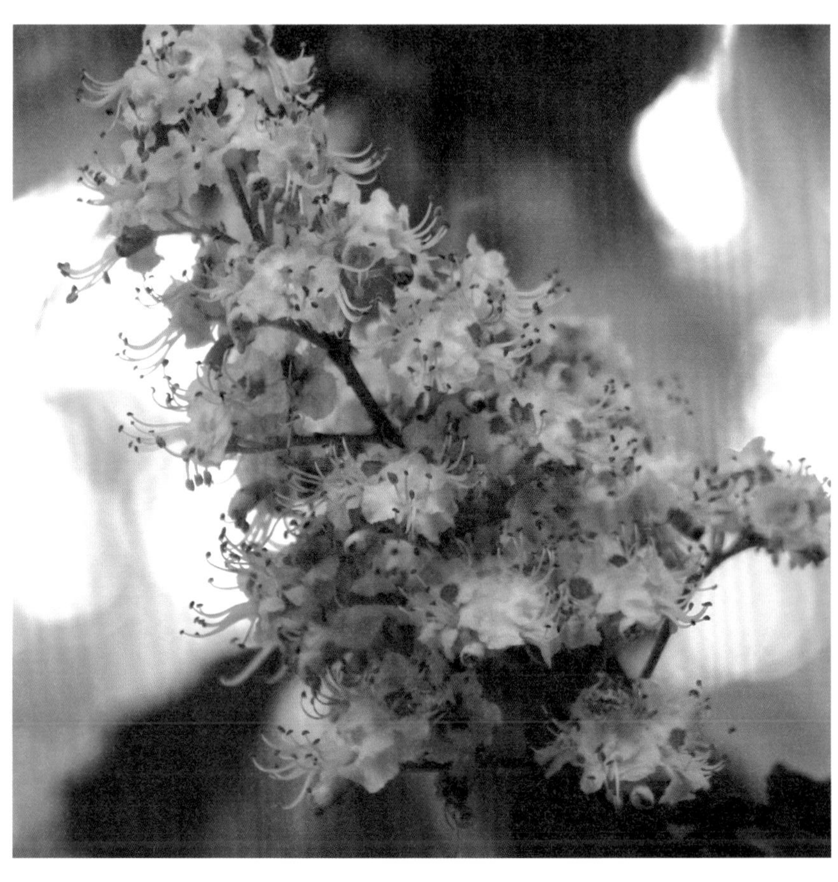

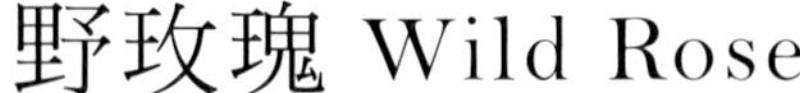

野玫瑰 Wild Rose

學名／Rosa Canina

付出得越少，我們往往就越不想付出。但若完全沒有付出努力，即便得到任何的收穫，我們也是不為所動。多數情況下，是惰性使我們墜入麻木不仁的深淵。你抱著聽天由命的態度對待人生，看到的世界也只有灰色，並且認為自己只是無聊、煩躁或懶得理會。雖然情緒低落，但你不會坦承自己抑鬱、沮喪。

這樣的情況好比你內心的火花已經熄滅，但因為知道那會耗費你太多的精力，也就不願投入感情把它重新點燃。你對人生無所求，也沒有任何目標。意志的缺乏使你被動地接受現狀，結果你對家庭、事業和社會的貢獻寥寥無幾，得過且過，鮮少會付出額外的努力。

野玫瑰將幫助你重新找回自己，再次發現積極生活的樂趣。

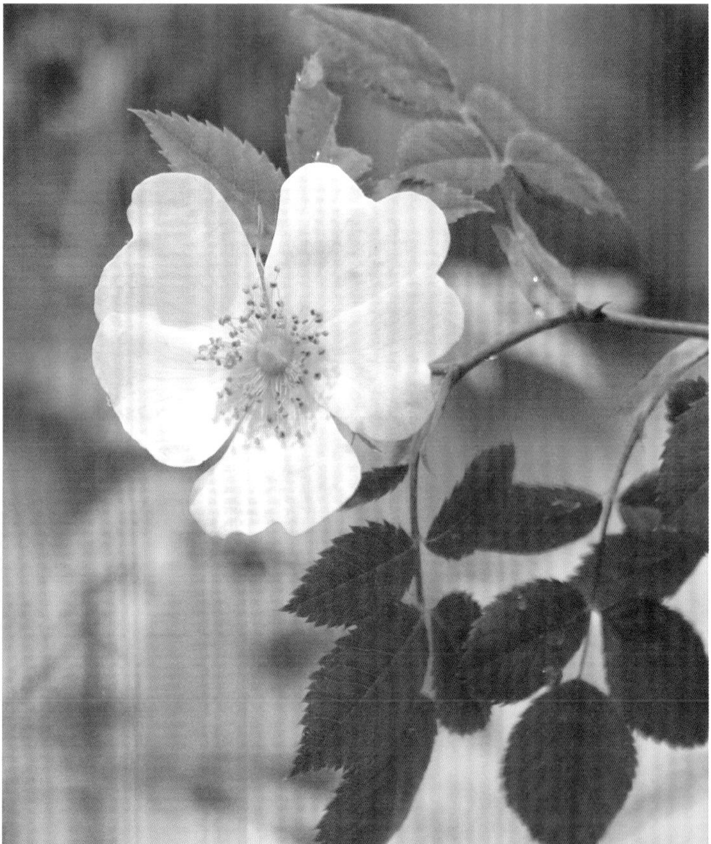

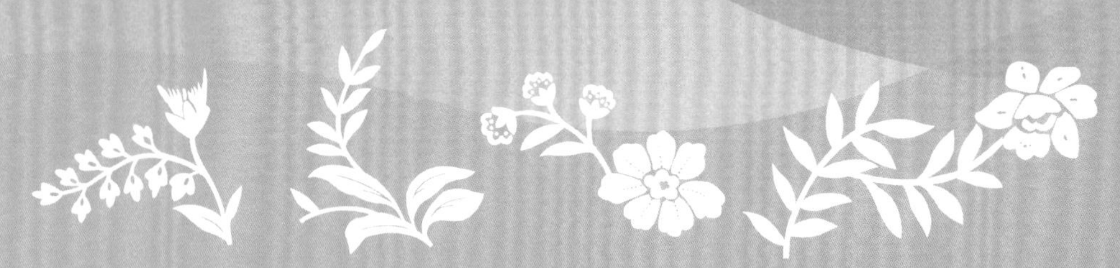

孤獨・寂寞

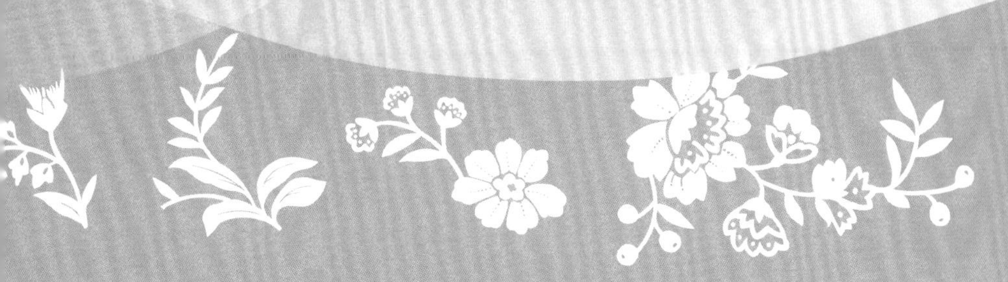

我們是透過與家人、朋友和同事之間的關係和互動來得到瞭解自己的機會。他們持於手中的鏡子讓我們看到了自己，但所見的經常並不如所願。或許我們會認為現今的自己是由他人所致，並將一切責任歸咎於他人，但事實上，我們難辭其咎。在與他人交流時，我們或許會表現得孤僻冷漠，不替別人著想，或經常期望別人來滿足我們眾多的需要。這些行為和態度將導致我們產生一種孤立感，讓我們百思不解。

若你能明白你舉止背後的內在動力，以及與他人互動之時所扮演的角色，那你將能重新發掘自己的情緒智慧，從而維持健康的人際關係，不再感覺孤獨寂寞。此類別最小，僅有 3 種花精，恰如其分。

滔滔不絕，談話內容只圍繞著自己	石楠	好的傾聽者，有愛心
沒耐心，煩躁易怒	鳳仙花★	耐心，冷靜
孤立	水堇	平易近人，智者

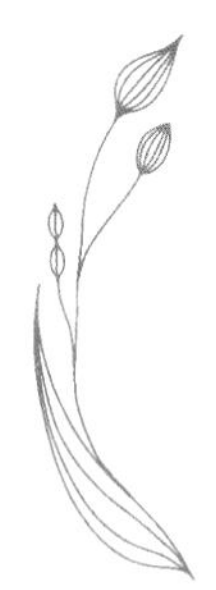

石楠 Heather

學名／*Calluna vulgaris*

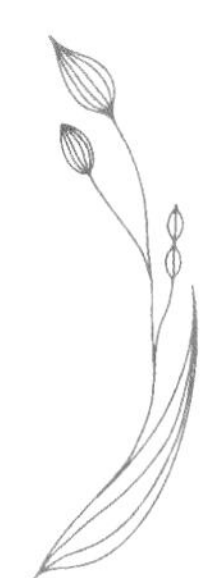

有些時候我們腦子裡都充滿了生活中的瑣碎事務，使我們急需找人來傾訴。對象可以是任何人——朋友、家人、同事，甚至是一同排隊等待公車的陌生人。想要找人傾訴並不奇怪，畢竟人生就是人與人之間的結識與交流。但若話題的中心總是圍繞著你，而從不涉及到對方時，這不是對話，而是個獨白。石楠簇擁成群的花朵，就類似於你與他人交談時站得過於靠近的表現。你感覺寂寞時，不妨注意一下身旁的人是否都在回避你，這或許說明他們覺得你太過黏人。若果真如此，殘酷的事實是，你不斷地依賴他們來滿足你的需要，已使得他們精力耗盡。

石楠的正面表現是具有愛心和同理心，而你也將更願意撥出時間和精力來傾聽他人的心聲。

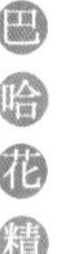
巴哈花精

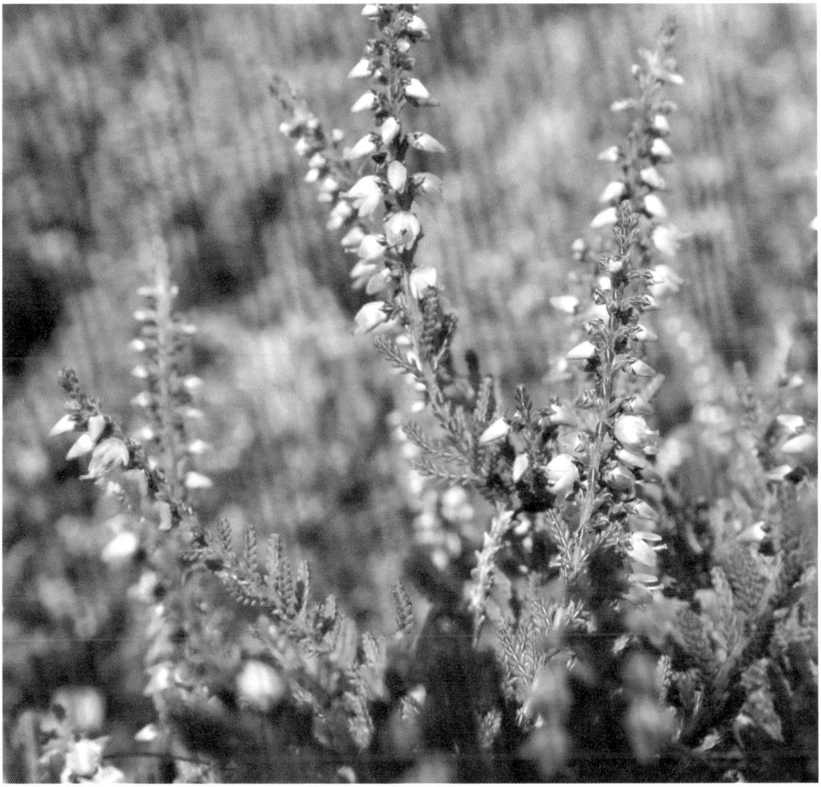

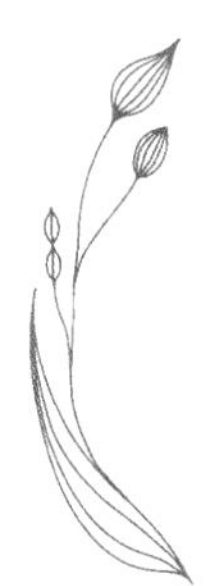

鳳仙花 ★ Impatiens

學名／Impatiens glandulifera

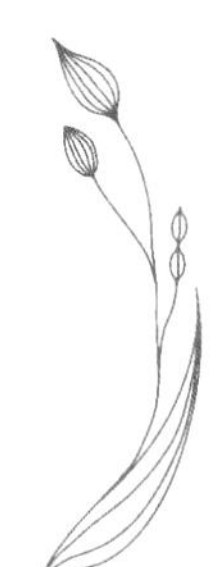

心急的時候，即便手忙腳亂我們也拒絕他人的幫忙，認為自己能夠更快更好地完成任務。鳳仙花個性的人煩躁易怒，但卻也冷靜得快。他們的不耐煩從排隊時的搓手頓腳，頻查時間和躁動不安中顯而易見。有些婦女在生理期時也會出現諸如此類的急躁情緒。他人的行動容易被你看成是緩慢的，你會以煩躁的態度和刻薄的話語來催促大家，也就因此必須承擔被眾人孤立後的寂寞感。鳳仙花被觸碰時，細小的種子會向四處飛射。急躁的特性由此可見。在這樣的狀態下，親戚、朋友、同事都不知該如何與你相處。正因為你表現得不希望他們來干涉你的人生，他們也就不會想在你身旁逗留。

鳳仙花恢復你的耐心，讓生活變得更從容、更順心。你也會學習到儘管大家的步伐不同，但仍然能一同合作，完成任務。此花精也包含在應急配方中。

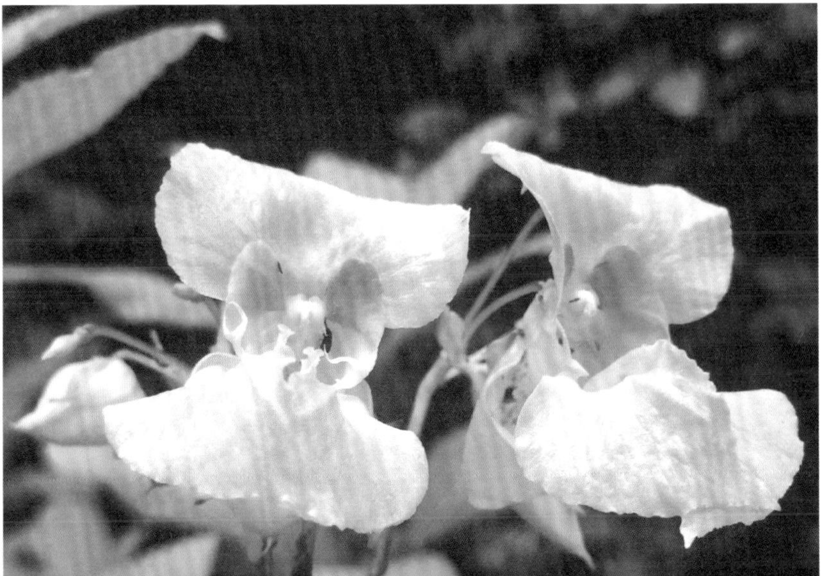

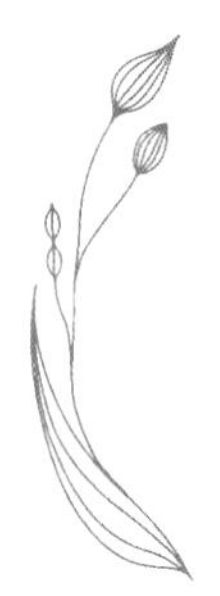

水 堇 Water Violet

學名／*Hottonia palustris*

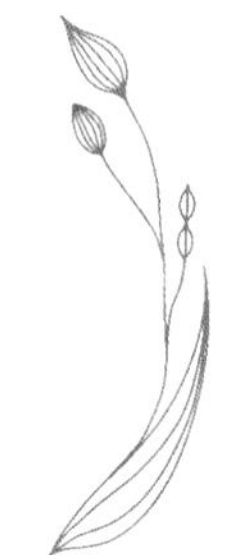

安靜、溫柔的水堇個性的人，往往給人一種冷漠高傲的感覺。若不稍加注意，這樣的性格特徵會成為我們建立人際關係的絆腳石。你給人一種距離感，甚至表現得具有優越感；但實際上，只要對方向你求救，你是願意伸出援手的。你寧願孤獨一人，若長時間處於人群中則會感覺疲憊不堪，並需要暫時離開以補充精力。

天生獨立的你不輕易與他人分享私人的資訊；反之，你也不會干涉他人的生活。你知道如何在人群中抽離自己，但在不經意之時，卻已將自己孤立起來。萬一生病或需要他人幫助，這就會成為相當棘手的事。

水堇幫助平衡你對隱私的需要，好讓你能在必要之時與他人溝通交流。

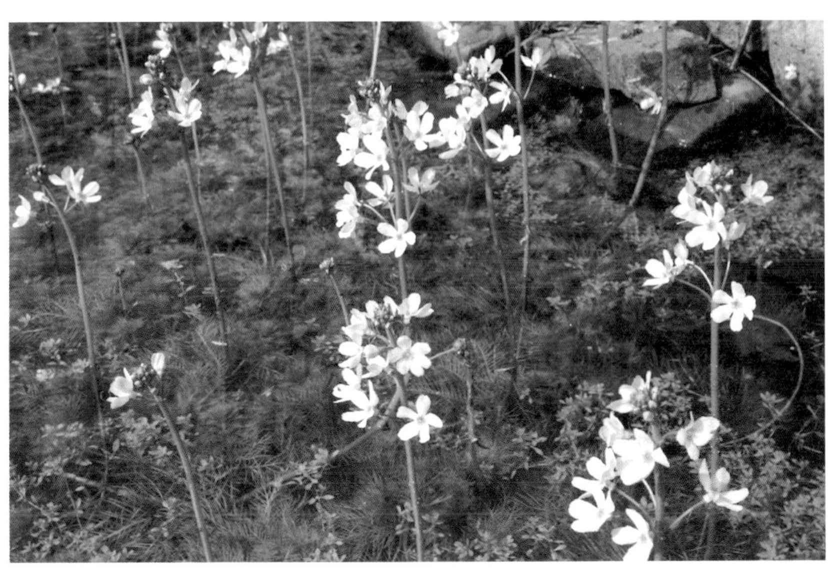

過度牽掛別人的安康

當我們非常在乎某些人或事時，這可以激發出一股衝勁和意志力，但卻或許會讓那些持有不同觀點的人感到畏懼。這股動力使我們想要毫無保留地影響、教育和啟迪他人，但因為受到自己無法獲得滿足的需要所影響，導致我們用過於強硬的方式來表達對他人的關愛。

此類別中的 5 種花精教導我們如何改善自己的弱點，以及如何透過情緒智慧去面對人生的起起落落。如此一來，你將能更仁慈地對待自己和身邊的人。身心更輕鬆的情況下，你便能尊重他人的經歷，以及接受自己經歷的不同，並重新學習如何與他人分享你的人生經驗。

容忍度低，事事不滿，處處挑剔	山毛櫸	容忍度高，仁慈
操控他人，佔有欲強	菊苣	有愛心，慷慨
自我壓抑，完美主義者	巖泉水	能靈活變通，接受度高
過度熱心，自以為是	馬鞭草	開明，具啟發性
控制、強制他人	葡萄藤	英明的領導

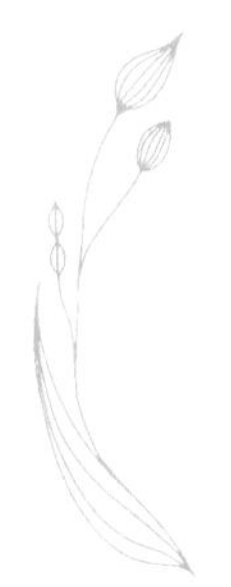

山毛櫸 Beech

學名／*Fagus sylvatica*

多數人難免會在有些時候感覺對諸事不滿，處處挑剔。在追求盡善盡美的過程中，我們忽略了自己表達意見的方式。這可以只是暫時性，但若你屬於山毛櫸的負面個性類型，那你的想法往往是根深蒂固的，並且無法接受異議，表現高傲。你彷彿將以往別人所給予你的所有批評轉化為鞭撻他人的武器，完全錯失了利用它們來改善自己的機會。

在別人眼裡，你吹毛求疵，要求苛刻，缺乏同情心。雖然事實上你可能是錯的，但你卻堅信自己永遠都是對的。因為視他人為無能，這也給你自己製造壓力。由於對自己的立場堅信不疑，因此他人想要對你的想法提出質疑都非常不易，更何況你也無法容忍他們這樣做。

山毛櫸能夠提高你的容忍度，讓你在看到他人無論真實與否的缺點時，能更仁慈地對待他人和自己。

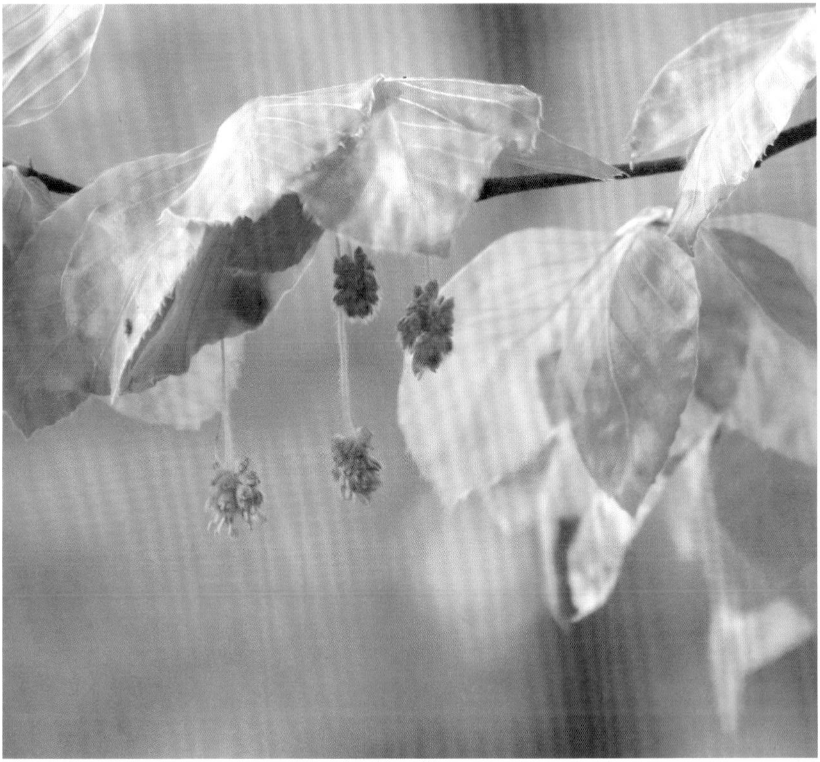

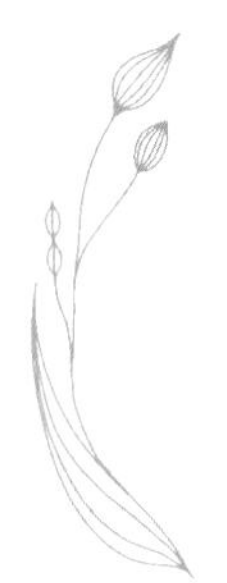

菊苣 Chicory

學名／Cichorium intybus

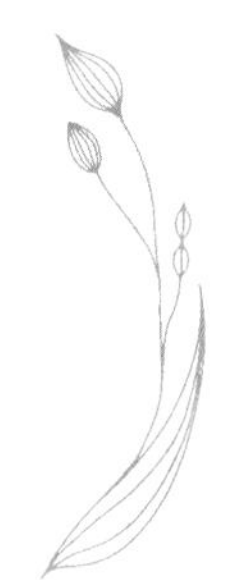

你是否喜歡得到他人的關注？是否非常享受獲得你所重視的人的肯定、重視和讚賞？是否注意到你被冷落後的反應？會開始埋怨、嘮叨、干涉他人的生活，或表現出強烈的佔有欲嗎？你是否會暗自記住自己為對方所付出的一切，並與對方所給予你的回報作對比？菊苣個性類型的人必須感覺受重視，否則他們會變得自私自利。

為了得到所要的回報，你會以眼淚或疾病等方法來操縱他人。你不斷地向家人強調你的需要，以致他們感覺受控，喘不過氣來，而他們也覺得難以在你面前表達自己的需要。菊苣的行為往往源自於不受重視和感覺不到愛的空虛心理。

此花精讓你重新尋回自我價值，以及學習如何無私地愛，使你能夠無條件地為他人付出。

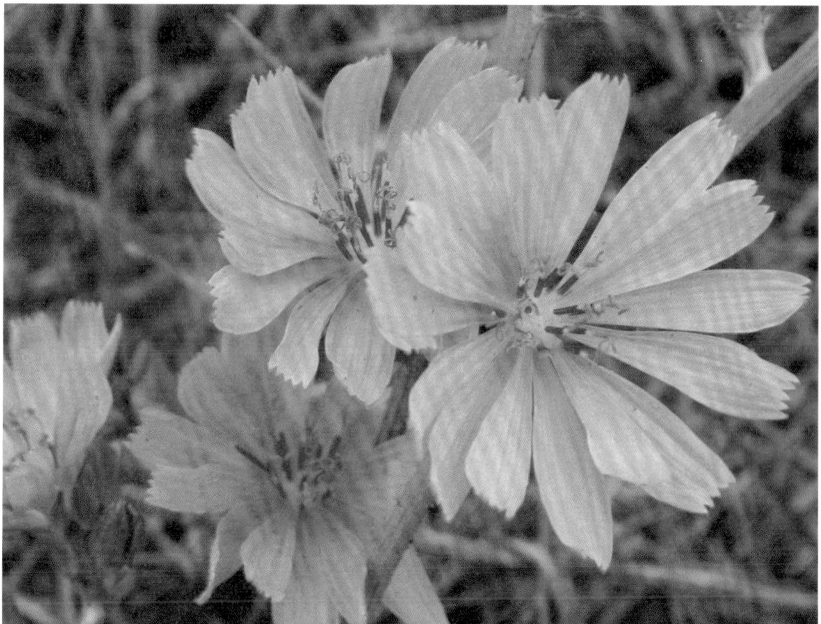

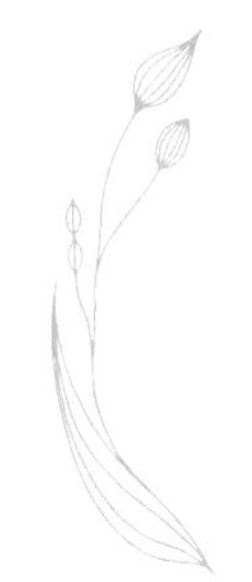

巖泉水 Rock Water

學名／Aqua petra

這是唯一一個在巴哈系統中不是花類的花精。晶瑩剔透的泉水飽含著流動水的能量，巖泉水便是來源於此。因此巖泉水是精與動二者的完美體現。你是否為自己設下頗高的標準？是否嚴格要求自己遵循你所設定的工作系統和流程，或日常生活中的飲食、運動、靜坐計畫？若答案是「是」，那麼你可能會對那些與你親身經驗相抵觸的理論視而不見。

極端的情況下，這種自我控制和自以為是的高傲態度會使你成為自己紀律的犧牲品。你相信自己的行為是在為他人樹立榜樣，並以為他們似乎能夠透過滲透方法從中吸收學習。在追求理想中的完美目標時，你會犧牲自己享樂的機會，以致生活中無多少樂趣可言。在自我犧牲思維的施壓下，日積月累的壓力將會影響我們建立人際關係的能力。

巖泉水幫助你隨著人生的步伐，享受其中的樂趣。你將不再對自己如此苛刻，思維和待人處世也能靈活變通，人際關係就會獲得改善。

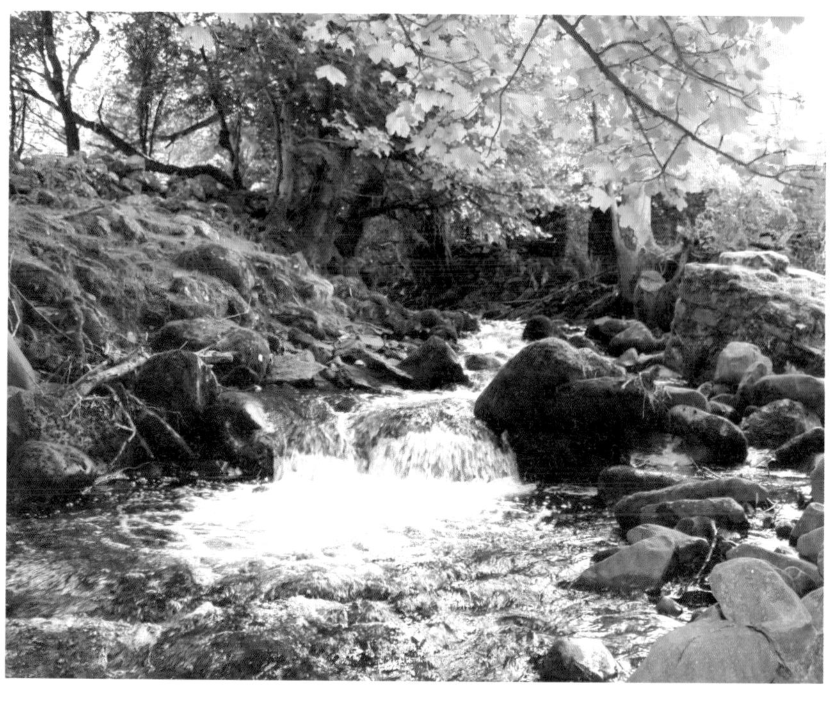

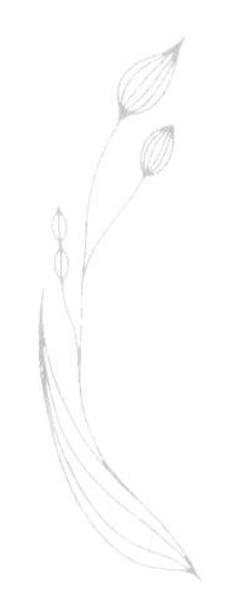

馬鞭草 Vervain

學名／Verbena officinalis

若你有過度積極和旺盛的精力，經常感覺自己需要把這些無窮無盡的能量消耗在某個目標的奮鬥上，那你很可能屬於馬鞭草的個性。當我們為了某件事而感覺憤憤不平，或者為了伸張正義而開始激烈地發表個人意見時，這或許就預示著一場運動的開始。其中的憤慨源自於你內心的挫折感和熱忱。立志拯救他人需要勇氣，因為你必須願意為伸張正義而努力奮鬥，對抗惡行，從而產生正面的影響。

但是你強烈的意志和對觀點的堅信，或許會使你過於熱情和主觀地向他人發表你的看法，導致人們對你敬而遠之。再加上，你那犧牲自我，一心多用和馬不停蹄的腦筋也會使你睡眠不佳、身心疲憊。你相信世界需要得到拯救，但你對這項艱巨任務的熱忱終究會使你心力交瘁。

馬鞭草讓你更加開明，更有包容心和耐心，並且在嘗試啟發他人或與人溝通時，能夠拿捏得當。

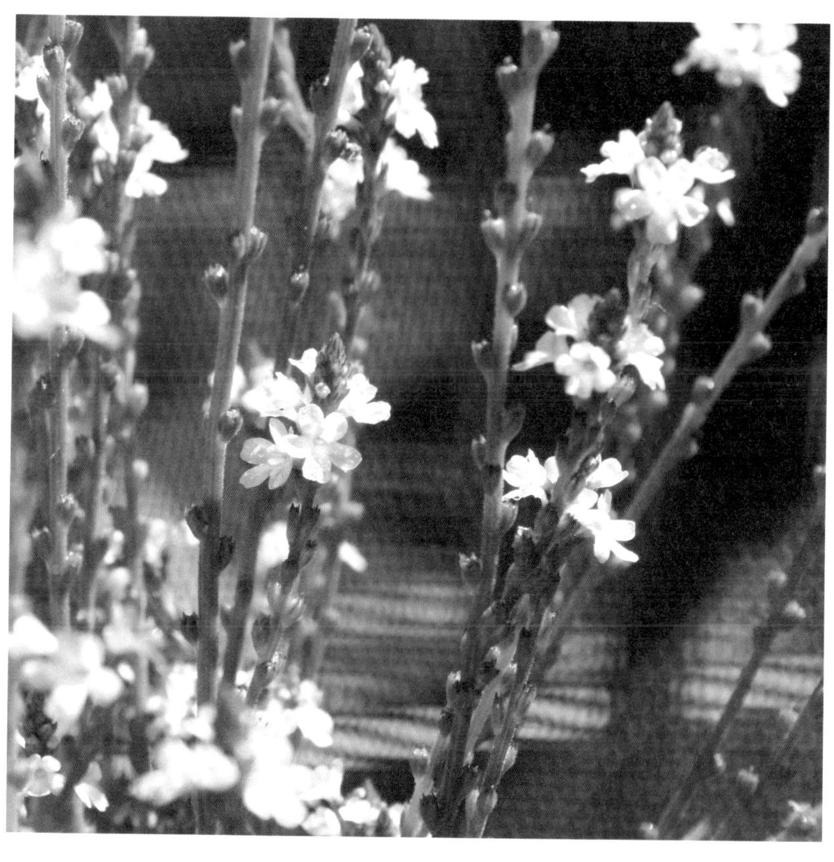

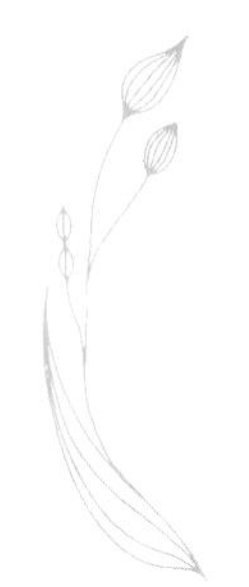

葡萄藤 Vine

學名／*Vitis vinifera*

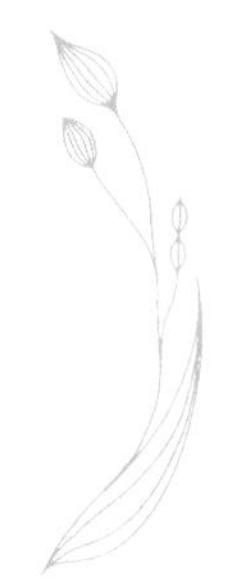

堅持自己的立場與攻擊性的行為可以只有一線之差。為了讓事情能隨心所願地進行，我們或許會變得咄咄逼人來操控他人，以致跨越了那條界線。在面臨危機時，一個葡萄藤個性的人將能夠表現出與生俱來的領導能力，並在說服與強制他人之間取得平衡。但你卻未必知道何時該卸下職責，將權力轉交他人。

要能夠放下權力並不容易，更何況權力也容易讓人沖昏頭。你相信你的方法是解決問題的唯一途徑，因此經常向人施壓，以迫使他人服從你。你是啟發他人，還是讓人懾服於你？是鼓勵多，還是欺壓多？是雄心壯志，還是貪圖權力？多加留意自己的言行舉止，看看自己在遭到他人有見地的批評後，是否會惱怒，並猶如被攻擊似地在心裡築起防衛之牆。

葡萄藤幫助你從任性變得有智慧，並讓你學習如何透過希望來影響他人，而不是利用恐懼來讓人屈服於你。

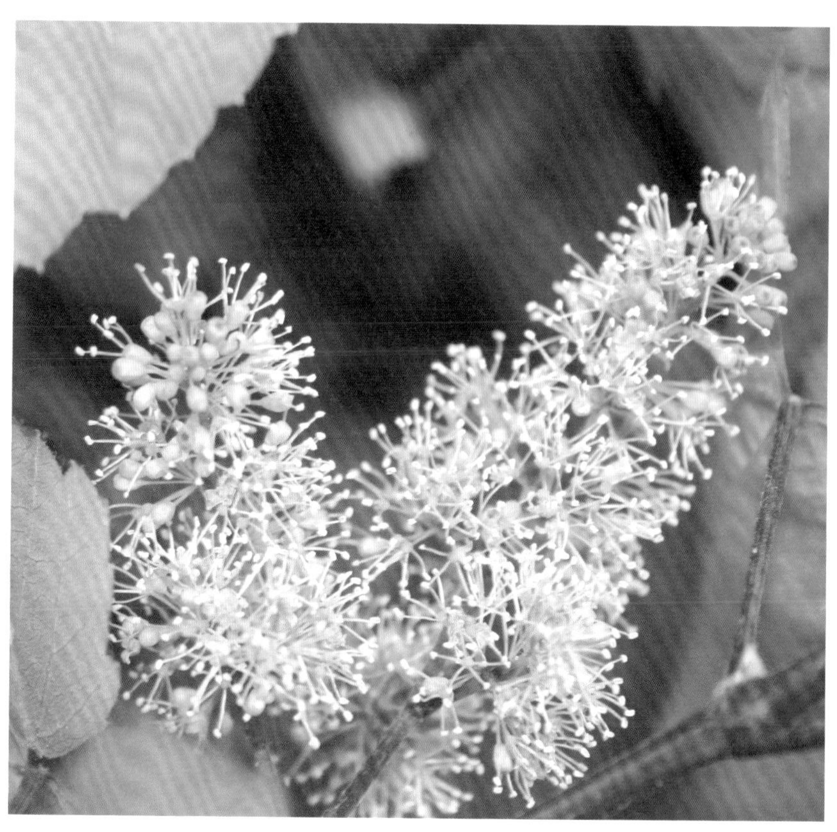

易受外界影響・易受他人左右

在《療癒自己》一書中，巴哈醫生闡述了「掌舵自己生命之船」的重要性。但這總是說來容易做時難，就如其他眾多的事一樣。我們往往受到他人能量的影響；被他人對我們的期望所左右；遭別人投射於我們身上的看法所牽連。當對方是你親近的人時，情況更甚。我們或許會覺得自己正在為他人而活，卻也故意讓自己如此。這就好像我們失去了目標，並透過自我陷害的行為來表達對自己的不滿。

在與自己的情緒智慧聯繫起來後，你就能找回自己的夢想、希望和抱負，並且會知道何時為你的人生掀開新的一頁。此情緒類別的 4 種花精以認識自己與他人為核心。

用幽默來掩飾內心的混亂	龍芽草	平靜的心靈
無法拒絕他人	矢車菊	堅持己見，自我尊重
惡意刺激對方， 憤怒，妒忌	冬青	無條件的愛
抗拒變化	胡桃	保護自己不受外在 因素干擾，恆常

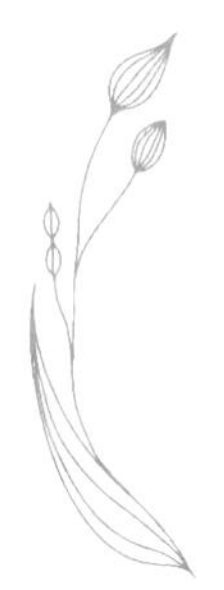

龍芽草 Agrimony

學名／Agrimonia eupatoria

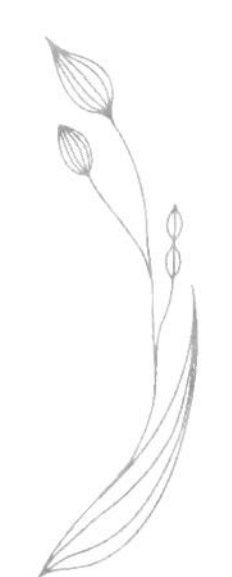

有些時候，在不假思索的情況下，我們會自我陷害。可能我們無法明確解釋自己行為背後的動機和原因，但只要稍加留意周圍環境的線索時，答案便顯而易見。你或許會打開冰箱，失神地站在門前吃東西；或許你總是能在派對中炒熱氣氛，確保不會冷場；又或許你嗜酒或偶爾消遣性吸毒，這些都暗示了龍芽草的行為。

或許你會為自己辯解，說這只是辛苦之後的慰勞。但實際上，你是在壓抑你無法面對的情緒，在掩飾自己內心的掙扎，但卻始終平復不了波濤洶湧的情緒。你向他人傾訴的可能性不高，反而會用笑聲和開玩笑的方法來逃避問題，以及尋找其他活動來轉移自己的注意力。如此只為了保持臉上的笑容，掩飾內心的動盪不安。

龍芽草使你能夠坦然地面對和接受自己的感情，讓你明白只有在處理你壓抑許久的焦慮和顧慮後，才能獲得平靜的心靈。

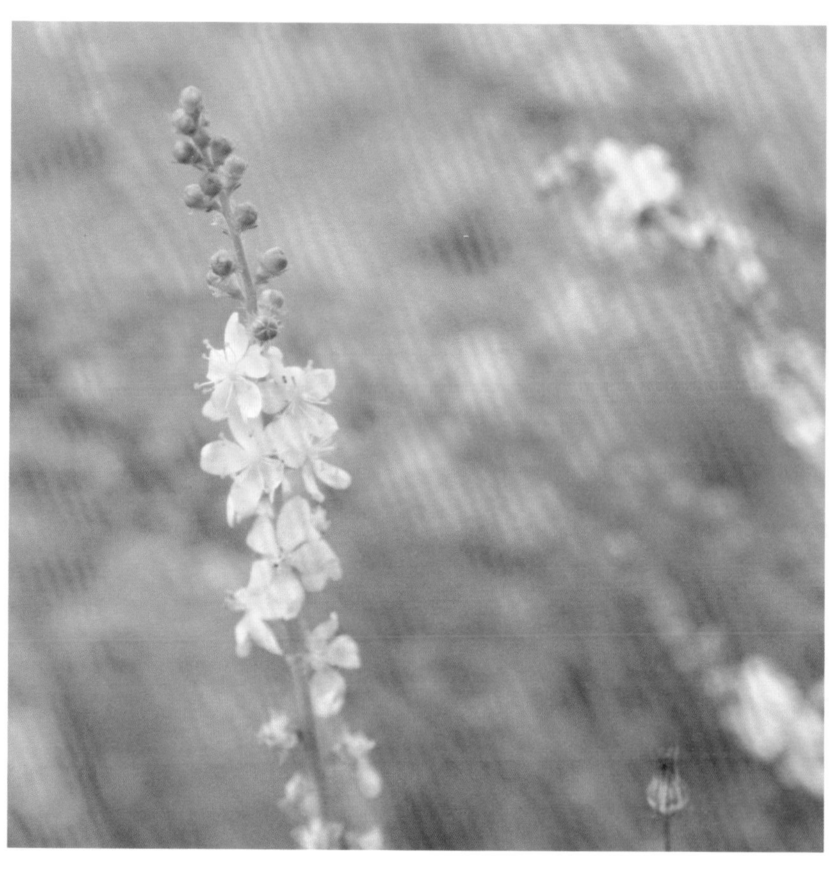

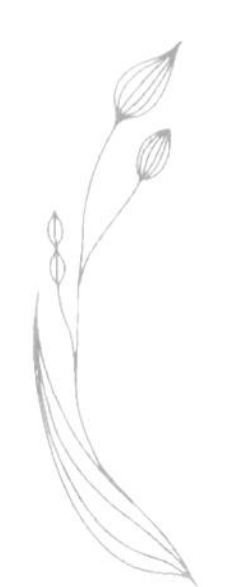

矢車菊 Centaury

學名／Centaurium umbellatum

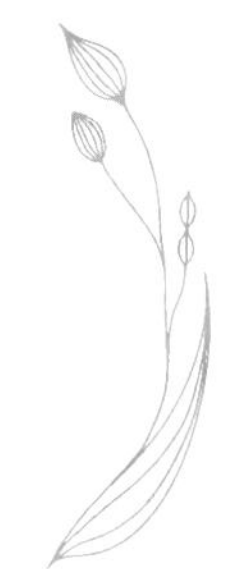

若取悅他人對你而言很重要，或許是因為你覺得難以拒絕他人。正因你內心是如此地善良，你溫柔的天性和真誠的心靈使你由衷地想要幫助他人。但這使你容易被個性較強硬的人欺壓、利用和牽著鼻子走。對方可以是你的伴侶、上司、父母、兄弟姐妹或朋友。

矢車菊個性的人，在面對他人向你尋求幫助時，不會想到要為自己的利益著想。你會說你不介意，因為你確實非常樂意幫助他人。但你或許已逐漸發現，自己總是被人呼來喚去，而精疲力盡的你想要追逐夢想也都力不從心。或許你會覺得拒絕他人非常地絕情，但你卻忘了善待自己也非常重要。

矢車菊讓你學習如何溫和卻又堅定地拒絕他人。自我尊重茁壯成長後，你將更具備判斷力來決定是否為他人提供協助。

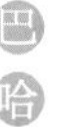

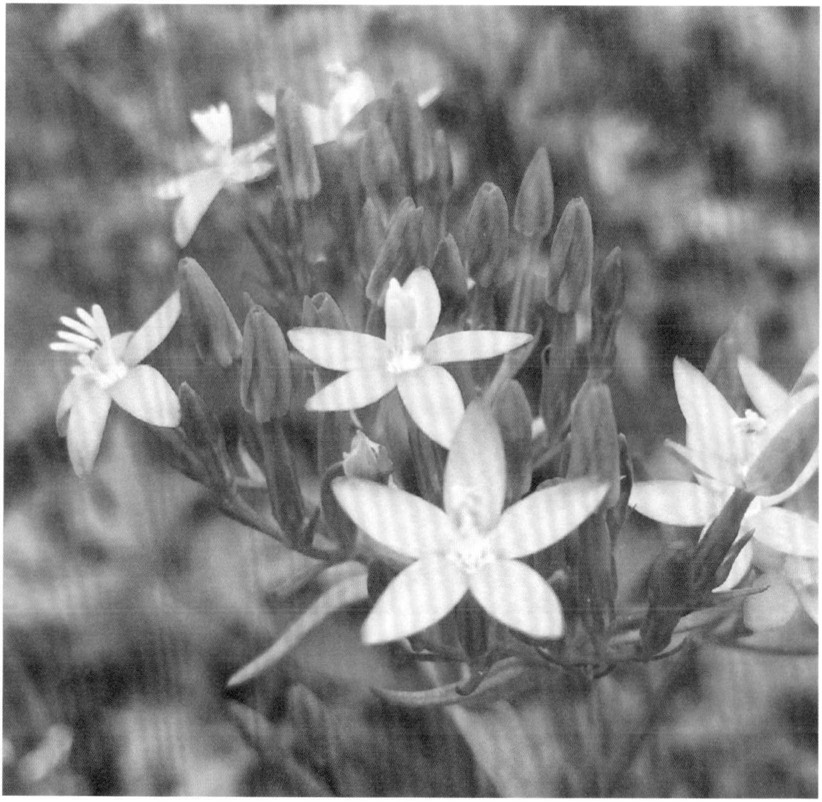

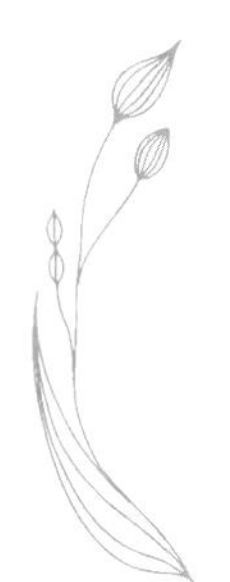

冬青 Holly

學名／Ilex aquifolium

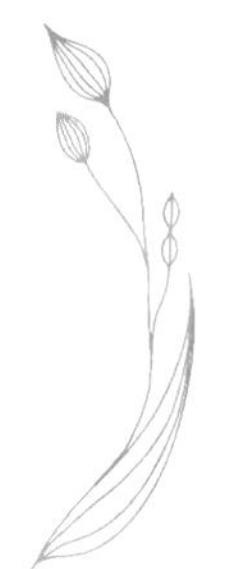

妒忌、憎恨和報復心皆產自於內心，並從消極心態中獲得能量，生生不息。諸如此類的強烈情緒像毒素一樣，堆積在我們的體內，污染我們的身心。在極端的情況下，刺手的冬青葉和其鮮紅的果實象徵劍已出鞘，對方必須血債血償。

較嚴重的例子常見於報章上；較輕微的則見於手足之爭、情侶分手或同輩的妒忌心理。若你生氣時出現冬青的傾向，請意識到那可能是你將過去經歷所累積下來的情緒投射在目前的情況上。

緊握著過去的悲痛不放時，心中的傷口便無法癒合。你所說的話或所做的行為將傷人害己，因此應該時時留意，提醒自己。

冬青將能讓你破碎的心從無私的愛裡得到修復與安撫，並且可讓你獻出無限的愛。

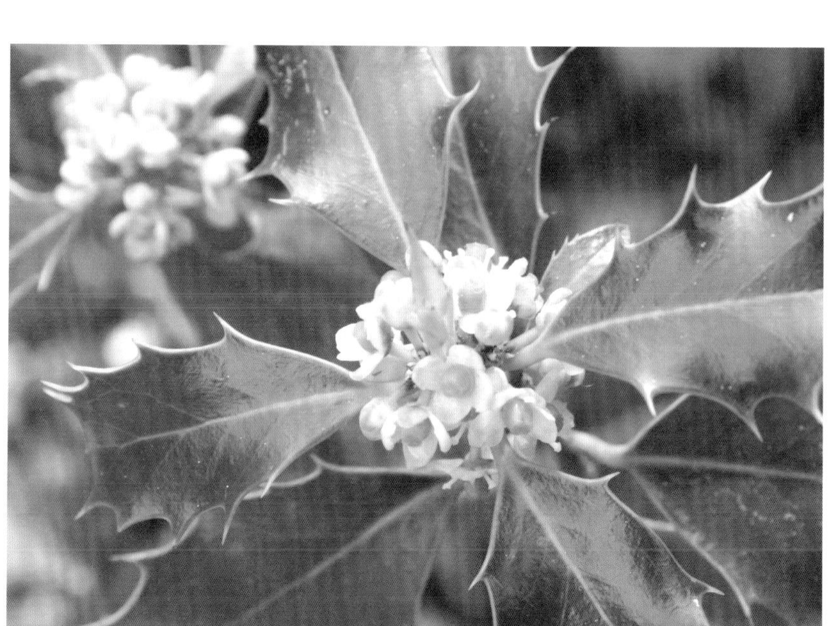

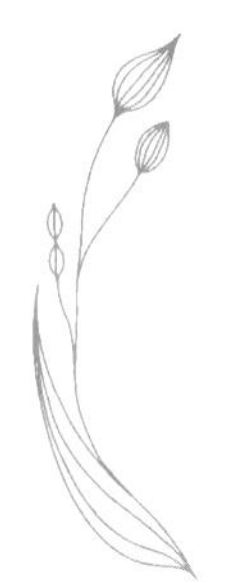

胡桃 Walnut

學名／*Juglans regia*

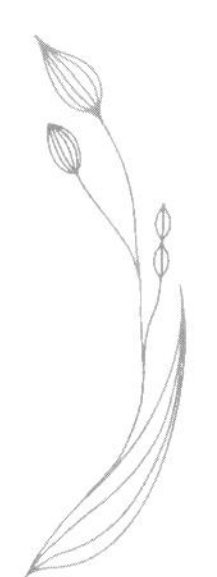

安全感對一個人的影響可以是很大的。尤其是面對重重困難時，瞬息萬變的環境往往讓我們感覺脆弱，也變得極度敏感。外在因素和他人的想法能使我們失去方向，也就因此容易被他人所動搖。

人生中有許多的階段需要我們去適應，例如嬰兒時的長牙、上學、青春期、離鄉背井、新工作、裁員、搬遷、退休、更年期、離婚等。這些幾乎都是大家必經之路，有些如過眼雲煙，有些則可讓人亂了陣腳。

你如何做出抉擇、放下、釋懷，往前行，將會受到你當時內心世界和身旁的人所影響。胡桃號稱有斷開關係的能力。

胡桃能持續地提供一層保護膜，確保你不受到外界和他人的影響。

巴哈花精

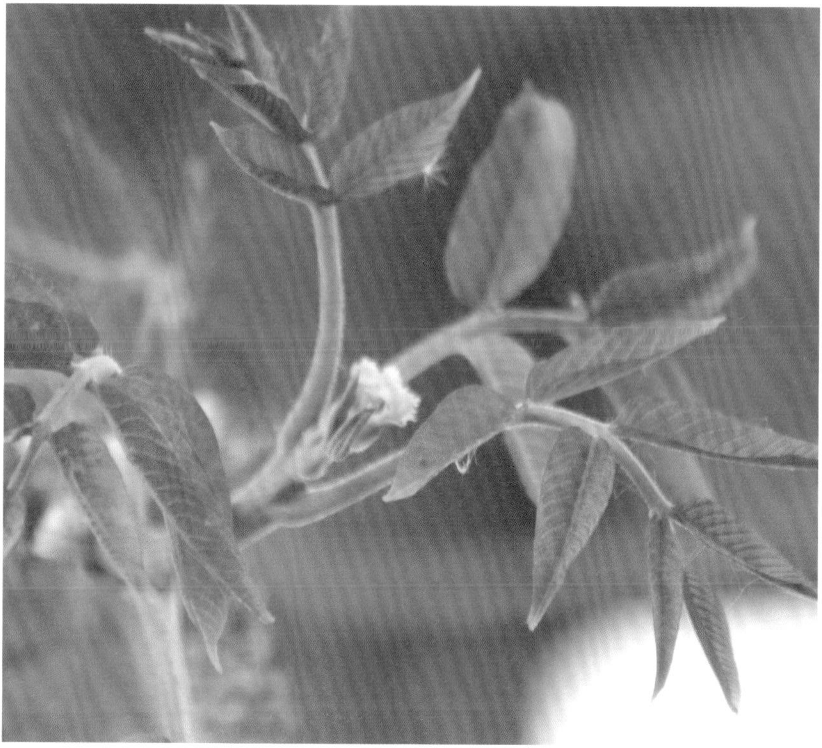

猶豫・不確定・茫然

每個人都有各自與生俱來的內在潛能，唯有遇到適當的環境才能得到發揮。但人生的道路上卻長滿了荊棘，使原本信心不足的我們更增添疑惑與不安，不知該相信內心深處的那道聲音、直覺，還是基本常識。我們都忘了能夠鞭策、推動我們完全發揮潛能的，正是那些障礙物。更糟的是，我們竟然也對我們近在咫尺的情緒智慧視而不見。

巴哈醫生分配於此情緒類別下的 6 種花精能以各自的方式讓你重拾希望，不再茫然。

自我懷疑	紫金蓮	相信自己
遇到挫折後感覺氣餒	龍膽	對人生充滿信心
絕望與無助	金雀花	重拾信心和希望
拖延症	鵝耳櫪	充滿活力，隨性
優柔寡斷	線球草	堅定，果斷
煩躁不安	野燕麥	目標明確

紫金蓮 Cerato

學名／Ceratostigma willmottianum

是否注意到你傾向於漠視自己的直覺，選擇聽從他人的話，但之後卻又後悔莫及？若答案是「是」，那麼紫金蓮適用於你。處於紫金蓮這樣的負面狀態時，我們會一直問家人、朋友或同事，自己應該或不該做的事，不斷地徵詢他們的意見和建議。

由於缺乏自行做決定的信心，你四處尋求意見。在獲得過多觀點的情況下，你反覆進行比較與爭論，耗盡自己和他人的精力。當終於做出決定時，你卻經常判斷錯誤。付諸行動的，正是與你直覺一開始就知道應該做的完全相反。你有能力在不徵詢他人的意見下自行做出決定，但自我懷疑使你無法發揮潛能，因此關鍵在於相信自己。

紫金蓮幫助你聽從內心的聲音，有了這個能力後，你就能自信地處事。

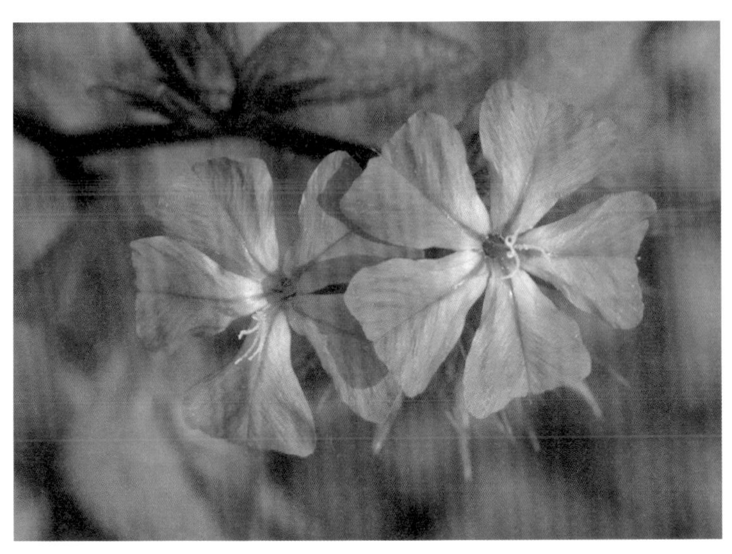

龍 膽 Gentian

學名／*Gentiana amarella*

人生中難免會遇到各種失望經歷，使我們心灰意冷，甚至不願再考慮嘗試。當我們情緒低落、意志消沉時，任何的障礙都將看似無法跨越。或許你也希望相信下一次的情況會不一樣，並且願意付出努力再去嘗試。但疑慮會慢慢地戰勝這些想法，所以你始終不會百分百地相信情況會有所改善。

或許你考駕照再一次地失敗；或許你寄出的多份履歷都石沉大海；又或許你患上某種疾病，反覆發作，纏綿難癒。當接踵而來的狀況使你應接不暇時，你逐漸感覺氣餒，並開始失去克服困難的勇氣。一次又一次的失敗使你日益悲觀。你似乎無法意識到你失敗的經歷，無論多麼令人失望，都是你學習和成長的機會。

龍膽能恢復你的信心，讓你重新相信自己的能力，同時讓你領悟到只要你盡力而為就無失敗可言。

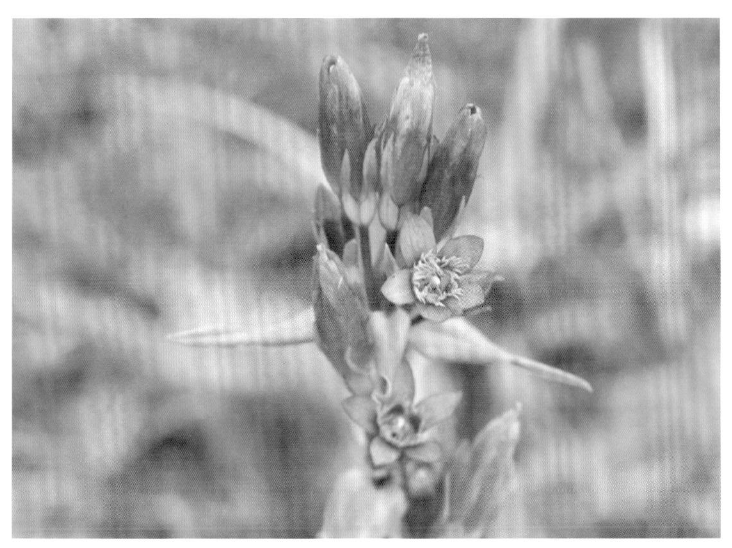

金雀花 Gorse

學名／Ulex europaeus

你是否曾萌起「乾脆放棄算了」的念頭？是否覺得無論你做些什麼都於事無補，而且也不相信會有任何的方法能改善你的情況？處於金雀花思維狀態下的困難之處在於，在感覺無助與絕望時，我們需要別人來拉我們一把才能走出困境。若有朋友給你提供建議，你或許會為了他們而答應嘗試一番，但內心深處卻始終認為那是多此一舉的。而且你還會期待朋友能「送佛送到西」，幫你預約，並載你到目的地。

巴哈醫生對處於金雀花狀態中的人有以下的描述：「看似生命中需要些許的陽光來驅走烏雲」，這貼切地形容了在荒野中盛開的金黃色金雀花，猶如陽光般照耀大地的景象。

金雀花這棵植物具有堅韌不拔的特性，能在逆境中生長。服用花精後，你將如同金雀花一樣，並能重新找回心中的希望。

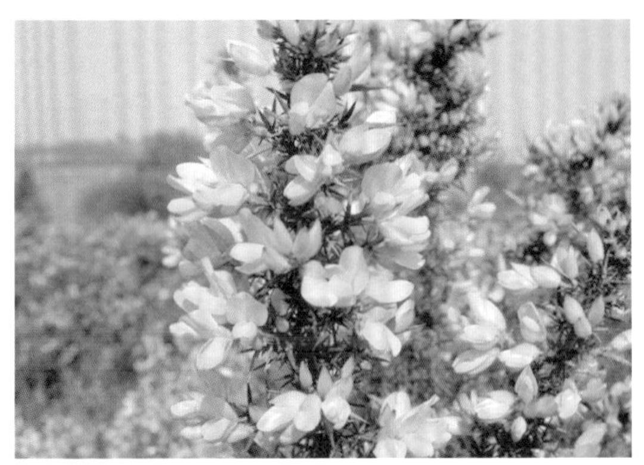

鵝耳櫪 Hornbeam

學名／Carpinus betulus

你正在整理「待辦事項」時，突然意識到自己感覺疲憊，並決定你需要再喝一杯咖啡來提一提神，才有精力繼續奮鬥。聽起來有些熟悉？我們都有我們各自的方法，來拖延一項任務的完成。你或許已練就了一門絕世神功，能完成手上的任何任務，就唯獨不碰最棘手的那項。

鵝耳櫪適用於星期一早上那種毫無工作動力的時候。但實際上，無論哪一天、哪個時候，只要單單想到需要耗費精力就會感覺精疲力竭時，都可以服用它。雖然有其他眾多的花精可以治療疲勞，但它們皆針對活動後的勞累。相對而言，光想都累的時候就應該選用鵝耳櫪。這樣的情形可以發生在你溫習功課時，因為完全耗盡腦力而對周遭的一切事物都提不起勁，以致產生人生枯燥乏味的想法。

鵝耳櫪恢復你思想上的活力，好讓你能付諸行動，完成任務，同時也享受整個過程。

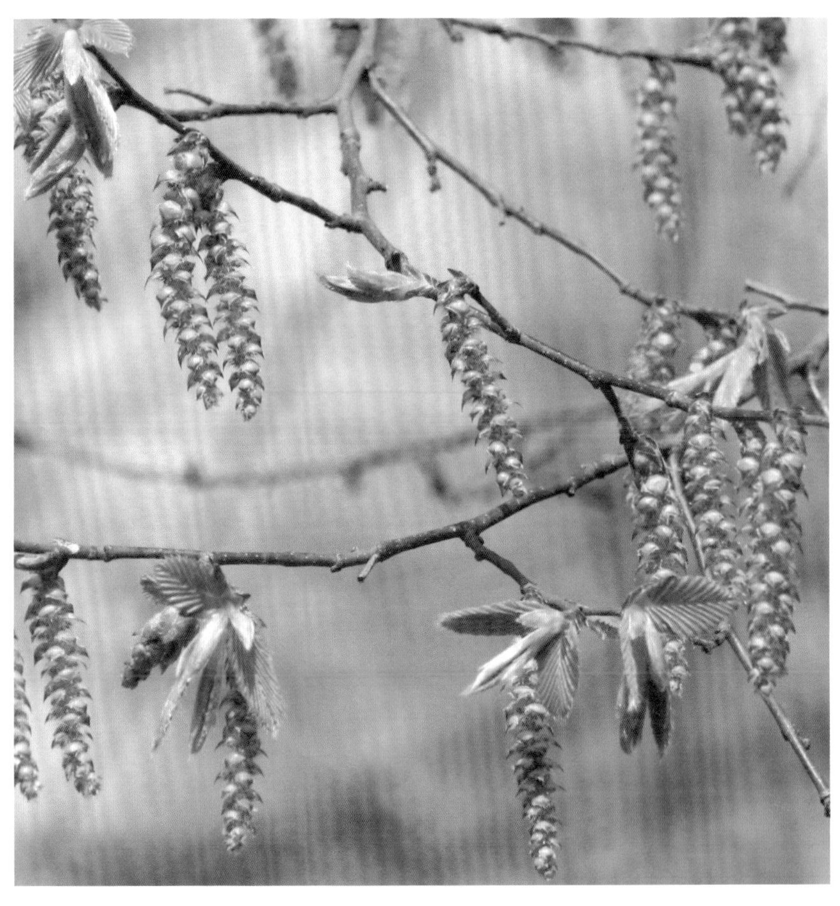

線球草 Scleranthus

學名／Scleranthus annuus

在做決定的時候，不斷地衡量利與弊可以是相當耗神的。如此地瞻前顧後或許讓你備感壓力，但壓力卻又與選項的簡單性不成正比，就如選搭較早或較晚的列車。你經常默默承受著舉棋不定所帶給你的內心掙扎。在這樣的狀態下，你不會想要在逛街時尋求售貨員的協助來幫你挑選物品，因為你反而會因徘徊不前而僵在那兒，遲遲無法做出決定。

猶豫不決意味著時間的浪費；無法當機立斷，採取行動也代表機會的流失。你或許會充滿矛盾，在做出決定後卻又改變主意。你也可能會表現得捉摸不定，經常在交談時突然轉移話題，情緒波動大，或身體會出現一些遊走不定的症狀。

線球草幫助你果斷行事，讓你感覺堅定、平穩、踏實。

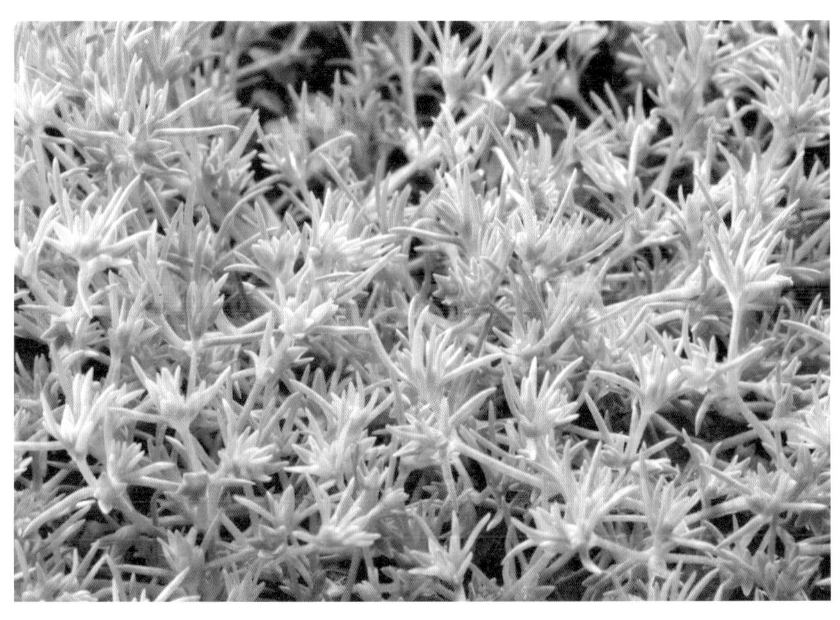

野燕麥 Wild Oat

學名／Bromus ramosus

現代社會流行一種無固定雇主，多重職業身分的工作形式，允許我們隨時隨意重新塑造自己。無論是一直轉換職業、雇主或國家，我們可以不斷地找尋與我們暫時產生共鳴的工作或地方。直到感覺不對時，再重新出發，繼續尋覓。

對一些人來說，這樣的改變可以暫時為內心的煩躁不安提供緩解。但由於精力都耗費在尋找的過程中，因此可能淪為一個博而不精的人。你或許覺得難以找到存在的意義和人生的目標，但你的不滿於現狀、煩躁不安和不願從一而終，可能導致你看盡了人生百態，但卻未曾更深刻地體會人生。你必須學習停止探索外在的世界，仔細聆聽內心的聲音。

野燕麥幫助你更清楚地知道自己人生的意義，讓你能更確定地去付出和投入，故亦稱之為命運花精。

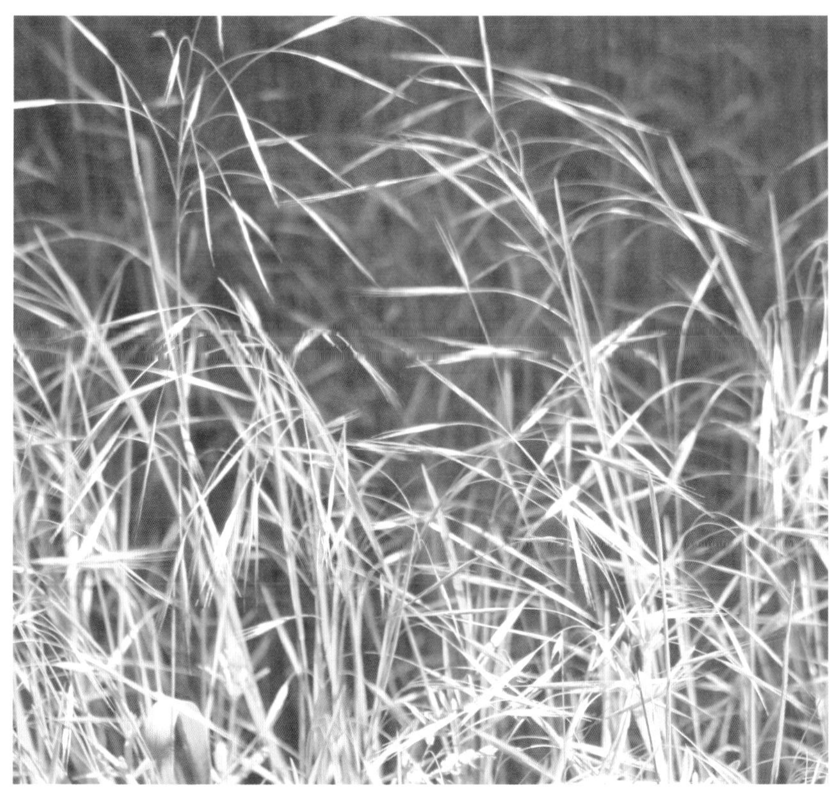

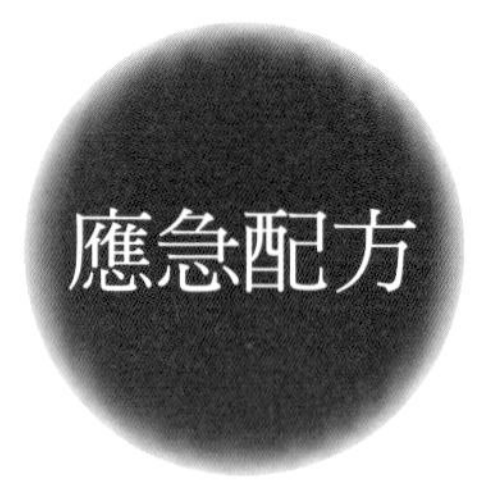

「急救花精」是巴哈醫生唯一一個親自組合及命名的複方花精，如今已是個商標產品，因此在本書中我們稱之為「應急配方」。

應急配方適用於任何讓我們深受驚嚇或激動不已的情況，例如摔了一跤、經歷一場車禍、與人爭吵，或大發脾氣。一般而言，震驚感和激動的情緒會持續一段時間，但應急配方能迅速地讓我們鎮定下來，恢復踏實感。這在需要急救時非常有效。

應急配方裡所包含的五種花精為：岩薔薇（驚恐）、鳳仙花（煩躁）、聖星百合（震驚）、鐵線蓮（恍神）和櫻桃李（失控）。

1930 年代就有一則新聞，報導了巴哈醫生利用應急配方幫助一名從沉船拯救上岸、看似命在旦夕的克羅默小鎮漁夫甦醒過來。自從那時開始，便有無數的人在面對焦慮症、手術前後、看牙醫、考試壓力、分娩時，使用應急配方。也有人在煙火表演時餵貓狗喝，還有人在馬兒的展覽或表演項目前給牠們服用。

需要服用時，可從應急配方的處方瓶中用滴管取出花精，將四滴直接滴入口中或加入飲料中一同飲用。多服無妨，直到症狀緩解為止。應急配方也另有軟膏劑型，其中附加野生酸蘋果，以達到淨化的作用。可在瘀青、撞傷或擦傷的部位塗上軟膏；也可在感覺震驚、驚慌或與現實脫節時塗在皮膚上。曾有絕症患者聲稱若將應急配方塗在腳板上，可消除他們肉體上的疼痛。在我看來，配方緩解了他們心中的恐懼。

如何使用花精

巴哈花精可內服，也可外用於局部皮膚上。若你目前患有任何的疾病，或正在服用會與酒精起不良反應的藥物，請務必先諮詢你的醫生，再開始服用花精。

若你的宗教信仰禁止信徒服用含酒精飲料，那也請你先徵詢你宗教領袖的意見。巴哈花精並不宣稱有任何的醫療效果，但有大量的傳聞證據，以及越來越多的醫學和科學研究發現平衡、協調的情緒有助於一個人的身心健康。

正如花精系統一樣，製造花精的過程非常簡單。只要把花朵放置在陽光下曝曬或在水中煮沸，熱能便會使花的療癒能力在水中迅速地得到加強。（科學研究發現當花卉放置於水中時，水能將其能量記憶保存下來。在網上可搜索到數個與此有關的視頻連結點。）

一旦完成了這個步驟，就可從能量水中除去花卉，並加入白蘭地以防腐。此時製成的母酊劑在經過稀釋之後，可儲存於處方瓶中。這也就是大家在市場上能從藥房、健康食品店或網站上購買到的花精。目前有幾個巴哈花精製造商遵循著巴哈醫生的花精製造原則。

辨認情緒

若要挑選正確的花精，就必須先把自己的情緒記錄下來，然後再找與之相對應的花精。這個過程有時直截了當、易如反掌，例如「我沒有耐性，所以我需要服用鳳仙花。」但有時當局者迷，旁觀者清，若能找一名巴哈花精諮詢師互相討論自己的情緒，將有助於辨認正確的花精配方。

多年的經驗告訴我，唯有透過與他人討論，以及擁有自己挑選花精的權利，你才能體會到花精的精細微妙之處，也才能更加瞭解自己。單憑直覺來選擇花精是沒有辦法得到這些體會的。

38 種巴哈花精雖然簡單得可以構成一個完整的體系，實際上卻非常深奧。我們必須針對自己的情緒來製造一個個人化的配方，因此困難在於需要花時間去辨認你主要的情緒，而不是根據情況隨隨便便服用一個大家都通用的配方。

即便是面對同樣的情況，每個人的體會都會因各自的人生經歷不同而有所差異，因此每個人的配方也都必然不同。

調配自己的個人處方瓶

你可以為你的個人配方挑選多達 6 至 7 種花精。最經濟的方法是先從藥房或網上購買一個 30 毫升的精華液滴管瓶，然後以無氣泡泉水將三分之二的瓶子填滿，再從每個所挑選的花精處方瓶中以滴管取出兩滴，加入瓶內。

你還可以加入一茶匙的蘋果醋、植物甘油或白蘭地以防止水的變質。這在熱帶地區尤其重要，因為花精一旦變質，就不適宜服用。另一個處理方法便是儲存於冰箱內。

處方瓶中的花精可直接口服，一天最少 4 次，每次最少 4 滴，尤其要在早晨睡醒時和晚上臨睡前服用。根據這樣的劑量，30 毫升的滴管瓶配方足夠你喝 3 個星期。

為防交叉感染，請勿讓滴管觸碰到你的嘴巴。

若想要更頻繁、密集地服用花精，那完全不是個問題。因為有別於藥物，花精並不存在用藥過量的問題。

另一個方法則是從所挑選的花精處方瓶中取出兩滴，加入一大瓶水中，隨身攜帶，並時不時小口啜飲。如此少量頻服，花精的服用就會是毫無間斷的。

除此之外，一個較昂貴的花精服用方法是將處方瓶中的兩滴花精直接滴在你的舌上，或者滴入你的飲料（可熱可冷）中。

花精可直接塗抹於皮膚上（但若皮膚有任何的擦傷或割傷，花精中的酒精將導致破損處出現短暫的刺痛感），也可參入如甜杏仁油等基礎油或中性護膚霜中，甚至可滴入洗澡水中。

在服用花精的那段時間裡，若你能把你的思緒、情緒、行為舉止和任何你感覺到的變化都記錄在一本日記裡，那會是非常有益的。接下來的幾個月裡時不時翻閱這些筆記，你就能看到在這條尋找情緒智慧和身心健康的道路上，你經歷和成長了多少。

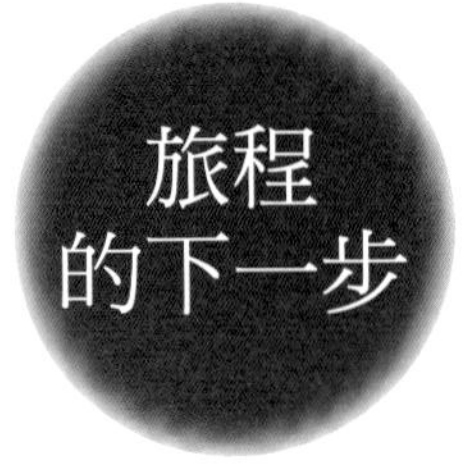

若想要繼續探索這個療癒系統，除了閱讀其他的巴哈花精書籍之外，你還可以跟一些在花精使用方面頗有經驗的人士交流。許多國家的巴哈花精諮詢師都會舉辦當地的講座，或英國巴哈中心認證的課程。後者遵循著巴哈醫生的理念，以及花精系統的簡單性。

網路上能找到巴哈醫生研究成果的資料。若你有臉書帳號，你也將能找到幾個由個人或團體所設的巴哈花精社團。如果你希望透過分享和討論使用巴哈花精心得的方式來繼續學習，歡迎你加入我的臉書社群── Bach Flower Remedies Worked For Me（巴哈花精在我身上奏效），或者也可加入亞洲的巴哈花精社團，例如蘇曉琳的 Bach Flower Remedies Singapore（新加坡巴哈花精）。

在 LinkedIn 社交網路上，也有多個社團和討論區，但只有一個是專屬於英國巴哈基金會註冊花精諮詢師（Bach Foundation Registered Practitioners ，BFRP）的，其名為國際巴哈基金會註冊花精諮詢師和老師，並附有巴哈中心的建築為標誌，易於辨認。註冊過的花精諮詢師皆可加入。一般民眾則可加入另一個社團—— Bach Flower Remedies（巴哈花精）。

位於牛津郡的巴哈醫生故居，至今仍然持續著花精的製作，而且也開放參觀。那裡迎接過許多國際遊客，包括那些前來參加巴哈花精課程的學生。

巴哈中心團隊致力透過教育，提高大家對巴哈醫生「未來醫藥」的認識，傳承巴哈醫生的研究成果。若你對正規培訓課程有興趣，或者有意願成為一名巴哈花精諮詢師或老師，可上 www.bachcentre.com 查詢更多有關於世界各地所提供的短期課程和培訓計畫的細節。網站上也提供花精的資料、購書服務和巴哈醫生《十二種治療花精及其他花精》（多達 24 種不同語言）的免費下載。此書中所引用的巴哈醫生的話則是從他另外一本書《療癒自己》所得。

雖然巴哈醫生的本意是讓巴哈花精作為一個簡單的自助療癒系統，但有時我們也會想要找個人解答我們心中的疑惑。巴哈中心網站上就提供了全世界的巴哈基金會註冊巴哈花精諮詢師的通訊錄，其中包括了與人，以及與動物有接觸經驗的註冊諮詢師。

若你想嘗試親手製作一些花精，你可從巴哈醫生兩位助理諾拉・薇克(Nora Weeks)與維特・布藍(Victor Bullen)所合著的《巴哈花精的圖解與配製》（Bach Flower Remedies: Illustrations and Preparations）書中得到更多的資料，但此書僅有英文版本，並無中文翻譯。這兩位功臣為延續巴哈醫生的遺作奉獻了一生。

如果能從他人使用花精的經驗中學習，那將會是非常有益的。因此若你善於用英文來溝通，並樂意在未來其他出版物中與大家分享你的巴哈花精故事，歡迎你電郵給我（emotionalwisdom@gmail.com）。

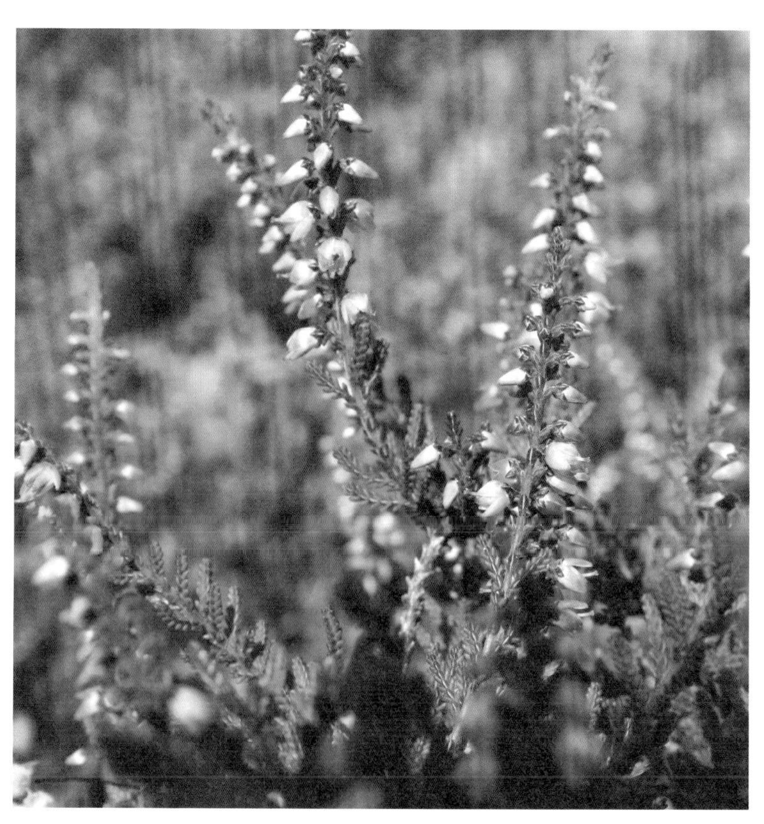

謝 辭

我教導巴哈花精的熱忱來源於學生的積極態度，而從他們的巴哈花精旅程中，我也學到了許多。謝謝你們。因為茱蒂・藍索・霍華(Judy Ramsell-Howard)和史代方・波爾(Stefan Ball)的邀請，我才能在我所愛之地教導我熱衷的巴哈花精，同時還和受花精啟發的學生互相交流。我感覺非常幸福。多謝史代方閱讀我的草稿，給予回饋，並且為此書的前言下筆。書中任何的錯誤和遺漏都應由我一人承擔。

你之所以能夠閱讀中文翻譯版本，必須歸功於三位希望讓他們的學生和客戶能更輕易地接觸到巴哈花精的人。多謝才華洋溢的新加坡朋友兼同事蘇曉琳和王泓程掌管整個過程，以及他們致力將此書順利出版的獻身精神。加上身處中國的許心馨，他們三人的高瞻遠矚和專業知識確保巴哈花精教育在他們的國家裡能延續下去。我也受到他們的邀請，為他們積極熱情的學生講授巴哈花精諮詢師課程。對於他們的好意和慷慨，在此我深深地表示謝意。

此外，我也由衷地感謝莊欣怡在翻譯過程中所體現的嫻熟技巧和投入精神，以及雅書堂文化，對這個題材有信心和遠見。

我也想感謝莎拉・雷德福（Sarah Radford）和羅賓・歐尼爾（Robyn Oneile），他們為這本書提供了非常實際的協助；感謝機智風趣的伊恩・克拉菲（Ian Claffey）給予我的鼓勵；尤其得感謝我的丈夫伊恩・麥蘊妮(Ian Macwhinnie)，是他的愛心、耐心和各方面的技能，才確保這本書能大功告成。

我也要向熱心、非凡的梅雷迪特・庫爾茨(Meredith Kurtz)表達我近乎四十年的謝意。毫無疑問地，因為她，我才能在天時地利人和的情況下接觸到巴哈花精。

我也要向許多好友致謝，你們給了我珍貴的友誼，並且與我討論和分享巴哈花精的心得。你知道你們是誰。我愛你們。

最後，也非常感謝尼古拉・哈內菲爾德（Nicola Hanefeld），朱利安・巴納德（Julian Barnard）和王泓程允許我使用他們所拍攝的巴哈花朵照片，以及雅書堂文化提供了精美的內頁與封面設計。他們的慷慨和創意為你這本現在捧在手上的書增色不少。

作者後記

歲月的流逝所帶來的其中一個好處在於累積了數十年的工作和人生經驗能編織出一張色彩斑斕的人生壁毯。五花八門又冷僻深奧的私生活和工作，讓我在人生的旅途中一直充滿著好奇心和探索精神。

長久以來，我對心靈學、療癒工作和巴哈花精的興趣貫穿著我的整合式領導力教練和組織顧問的工作。與此同時，我所創制的 9performancepi®，一個全面性的框架，也是受巴哈醫生所啟發。我已成功地在多個國家的會議上呈現這個適用於個人、團隊和機構的簡單、有效的概念。

我發現，無論我們在地球的哪個角落，無論各自的情況有多少差異，我們的人性和情感將我們聯繫在一起。我們急需培養更多的情緒智慧。而巴哈花精正是幫助我們和世界恢復完整性所欠缺的那一環。

琳 · 麥蘊妮　2015 年於英國

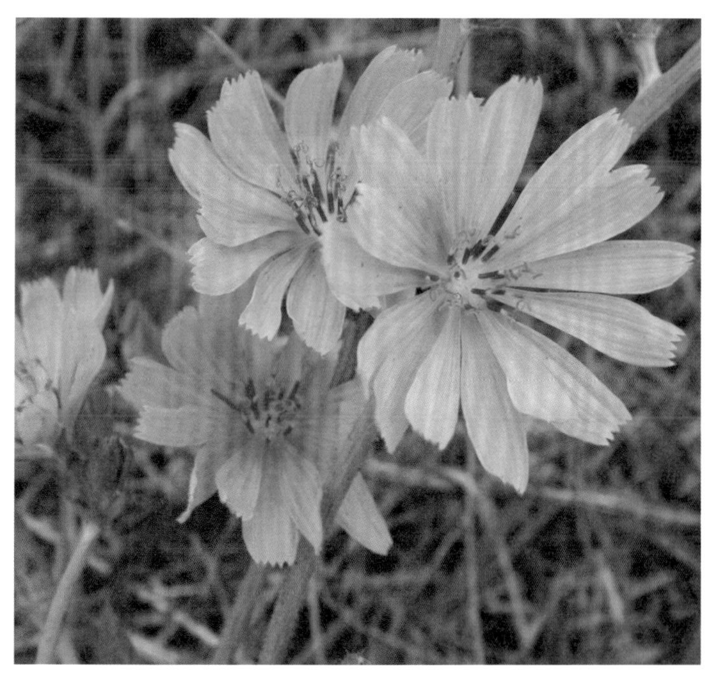

翻譯說明・索引

翻譯巴哈花精的其中一個挑戰在於花精專有名詞的選擇使用（即使在講英語的國家裡，巴哈醫生的英文名字也有多種不同的發音）。由於關鍵在於讓大家正確掌握這個系統和個別花精的知識，並且把所學付諸於實踐，因此以下表格列出了一些常用的花精名字，以及本書所使用的花精翻譯，以供查閱參考。

英文名	學名（拉丁名）	現行翻譯	本書翻譯	頁碼
Agrimony	Agrimonia eupatoria	龍芽草	龍芽草	P.104
Aspen	Populus tremula	火燒楊、白楊	白楊	P.56
Beech	Fagus sylvatica	山毛櫸	山毛櫸	P.92
Centaury	Centaurium umbellatum	矢車菊	矢車菊	P.106
Cerato	Ceratostigma willmottianum	水蕨、希拉圖、紫金蓮	紫金蓮	P.114
Cherry Plum	Prunus cerasifera	櫻花、櫻桃李	櫻桃李	P.58
Chestnut Bud	Aesculus hippocastanum	栗樹花蕾、栗苞、栗子芽	栗子芽	P.70
Chicory	Cichorium intybus	菊苣	菊苣	P.94
Clematis	Clematis vitalba	鐵線蓮	鐵線蓮	P.68
Crab Apple	Malus pumila	海棠、山楂、野生酸蘋果	野生酸蘋果	P.38
Elm	Ulmus procera	榆樹	榆樹	P.40
Gentian	Gentiana amarella	龍膽根、龍膽草、龍膽	龍膽	P.116
Gorse	Ulex europaeus	荊豆、金雀花	金雀花	P.118
Heather	Calluna vulgaris	石南、石楠	石楠	P.84
Holly	Ilex aquifolium	冬青	冬青	P.108
Honeysuckle	Lonicera caprifolium	忍冬	忍冬	P.72
Hornbeam	Carpinus betulus	鐵樹、鵝耳櫪	鵝耳櫪	P.120

Impatiens	Impatiens glandulifera	鳳仙花	鳳仙花	P.86
Larch	Larix decidua	落葉松	落葉松	P.42
Mimulus	Mimulus guttatus	龍頭花、構酸醬	龍頭花	P.60
Mustard	Sinapis arvensis	芥子、芥茉、芥末	芥末	P.76
Oak	Quercus robur	橡樹	橡樹	P.44
Olive	Olea europaea	橄欖	橄欖	P.74
Pine	Pinus sylvestris	松針、松樹	松樹	P.46
Red Chestnut	Aesculus carnea	紅西洋栗、紅栗子	紅栗子	P.62
Rock Rose	Helianthemum nummularium	岩薔薇	岩薔薇	P.64
Rock Water	Aqua petra	巖清水、巖水、巖泉水	巖泉水	P.96
Scleranthus	Scleranthus annuus	史開蘭、硬花草、線球草	線球草	P.122
Star of Bethlehem	Ornithogalum umbellatum	伯利恆之星、聖星白合	聖星百合	P.48
Sweet Chestnut	Castanea sativa	甜西洋栗、西洋栗、甜栗子	甜栗子	P.50
Vervain	Verbena officinalis	馬鞭草	馬鞭草	P.98
Vine	Vitis vinifera	葡萄樹、葡萄、葡萄藤	葡萄藤	P.100
Walnut	Juglans regia	核桃、胡桃	胡桃	P.110
Water Violet	Hottonia palustris	水紫、美洲赫頓草、水菫、水堇	水堇	P.88
White Chestnut	Aesculus hippocastanum	白栗花、白栗子	白栗子	P.78
Wild Oat	Bromus ramosus	野生燕麥、野燕麥	野燕麥	P.124
Wild Rose	Rosa canina	野薔薇、野玫瑰	野玫瑰	P.80
Willow	Salix vitellina	柳樹	柳樹	P.52

註：「現行翻譯」與「本書翻譯」引用自《十二種治療花精及其他花精》書中的花精中文翻譯，並已獲得作者鄭建萍的許可。

國家圖書館出版品預行編目(CIP)資料

英國巴哈醫生的38種花精療癒：聆聽內心的原聲,啟動與生俱來的情緒智慧 / 琳.麥蘊妮(Lynn Macwhinnie)作；莊欣怡翻譯.
-- 二版. -- 新北市：良品文化館出版：雅書堂文化發行, 2019.10
面；　公分. -- (身心良品；1)
譯自：Emotional wisdom with Bach flower remedies
ISBN 978-986-7627-17-9(平裝)

1.自然療法 2.順勢療法

418.995　　108014224

身心♡良品01

英國巴哈醫生的38種花精療癒：
聆聽內心的原聲，啟動與生俱來的情緒智慧

作　　者／琳・麥蘊妮（Lynn Macwhinnie）
譯　　者／莊欣怡
中譯審訂／王泓程・蘇曉琳（Deki Soh）
發 行 人／詹慶和
總 編 輯／蔡麗玲
執行編輯／李宛真
編　　輯／蔡毓玲・劉蕙寧・黃璟安・陳姿伶・陳昕儀
執行美編／周盈汝・韓欣恬
封面設計／周盈汝
美術編輯／陳麗娜
出 版 者／良品文化館
發 行 者／雅書堂文化事業有限公司
郵政劃撥帳號／18225950
戶　　名／雅書堂文化事業有限公司
地　　址／220新北市板橋區板新路206號3樓
電子信箱／elegant.books@msa.hinet.net
電　　話／(02)8952-4078
傳　　真／(02)8952-4084

2016年9月初版一刷　2019年10月二版一刷　定價350元

經銷／易可數位行銷股份有限公司
地址／新北市新店區寶橋路235巷6弄3號5樓
電話／(02)8911-0825　傳真／(02)8911-0801